理学療法MOOK 22

急性期の
脳卒中理学療法

責任編集

手塚純一(医療法人社団新東京石心会 さいわい鶴見病院 リハビリテーション科)

甲田宗嗣(広島都市学園大学 健康科学部 リハビリテーション学科)

斉藤秀之(公益社団法人 日本理学療法士協会)

三輪書店

シリーズ編集

福井　勉（文京学院大学大学院　保健医療科学研究科）

神津　玲（長崎大学大学院　医歯薬学総合研究科　医療科学専攻）

大畑光司（京都大学大学院　医学研究科　人間健康科学系専攻）

甲田宗嗣（広島都市学園大学　健康科学部　リハビリテーション学科）

歴代シリーズ編集（五十音順）

黒川幸雄，高橋正明，鶴見隆正

本書に関するご質問・ご意見

本書に関するご質問・ご意見等を電子メールにて受け付けています．ご住所，お名前，お電話番号等をご記入のうえ，理学療法MOOK編集室（ptmook@miwapubl.com）までお寄せください．ただし，本書の内容と関係のないご質問や，本書の範囲を超えるご質問にはお答えできませんので，ご了承ください．個人情報については，適正に管理を行い，他の目的に利用することはありません．

編集にあたって

　今から20年前の1998年に理学療法MOOKが創刊されました．記念すべき第1巻・2巻「脳損傷の理学療法」は吉尾雅春先生によって責任編集され，脳卒中に携わる理学療法士たちのバイブル的存在でした．その中で「希薄な根拠や不十分な考察が脳損傷の理学療法の大きな課題であり，科学的態度で理学療法を構築していかなければならず，読者の皆様にも発憤をお願いしたい．」と述べられています．吉尾先生にはこれまで脳卒中に携わる理学療法士たちが多くの刺激を受け，かく言う私もその一人でした．

　この20年で脳卒中治療にまつわる環境は日進月歩で変化してきました．t-PA静注療法が認可され，早期リハビリテーションが当たり前のものとなり，ICUや脳卒中ケアユニット(SCU)，救急救命室(ER)にも理学療法士の活躍の場が拡がっています．脳科学は進歩し，リハビリテーションに関わる書籍も多く発行されるようになり，補装具や医療機器が数多く開発され，理学療法士には以前に比べ多くの情報を取り扱うスキルが必要となりました．本書は創刊20年を機にリニューアルしたいという三輪書店の意向のもとに企画され，それらの最新の知見をもとに科学的な脳卒中理学療法を最前線で実践されている新進気鋭の若手理学療法士の方々に執筆をお願いしています．

　目玉企画として，第4章では「認定理学療法士・専門理学療法士の思考過程」と題して，脳卒中理学療法のエキスパートである彼らがどのように症例と向き合っているかをまとめていただきました．論文や書籍から得た知見をもとにどのように症例と向き合い，判断し，選択していくのか．臨床家である読者の皆様には身近に感じていただける内容になっております．

　また医療現場においては理学療法士だけでなく，患者様のご家族や自院の医師，看護師，作業療法士，言語聴覚士，ソーシャルワーカー，連携先のスタッフ等，多くの方々と協力して前に進んでいくことになります．それらの方々が理学療法士に何を期待しているのか，コラムとしてお言葉を頂戴しました．世に求められる脳卒中理学療法士としてこれからも歩んでいけるよう，ぜひ心に刻んでいただければ幸甚です．

　最後に，本企画にご賛同いただき，ご多忙な中充実した原稿をお寄せいただいた執筆者の方々に心より感謝を申し上げ，読者の方々を通じてよりよい脳卒中理学療法が患者様・利用者様のもとに届くことを切に願っております．

2018年8月吉日

手塚純一

目 次

第1章　急性期における理学療法の理論と定義

1. 急性期理学療法の定義……………………………………………手塚純一　2
2. 脳卒中の critical time window と回復理論……………………大畑光司　7
3. 脳画像から展開する理学療法戦略………………………………手塚純一　12
4. 急性期における職場マネジメント………………………………手塚純一　19

第2章　急性期における理学療法とエビデンス

1. ER における急性期脳卒中理学療法……………………………岩田健太郎, 他　26
2. 脳卒中ユニットにおける理学療法①―早期離床………………小林雅之, 他　35
3. 脳卒中ユニットにおける理学療法②―リスク管理……………山内康太　45
4. 脳卒中ユニットにおける理学療法③―多職種協働……………岡田有司　52
5. 急性期における早期歩行練習……………………………………河津弘二　64
6. 急性期における合併症予防①―麻痺側肩関節疼痛……………河尻博幸　74
7. 急性期における合併症予防②―誤嚥性肺炎……………………伊藤沙織, 他　83
8. 急性期における合併症予防③―褥瘡……………………………前重伯壮　91
9. 急性期における意識障害・高次脳機能障害を呈する患者への理学療法
　……………………………………………………………………宮本真明　103

第3章　急性期における機器利用

1. 急性期理学療法と治療的電気刺激………………………………久保田雅史　114
2. 急性期理学療法と免荷式リフト…………………………………田原麻里, 他　127

第4章　認定理学療法士・専門理学療法士の思考過程

1. 急性期における成功例―tPA 使用………………………………門馬　博　136
2. 急性期における難渋例①―多発性脳梗塞………………………手塚純一　142
3. 急性期における難渋例②―呼吸循環動態不安定………………山下康次　147
4. 急性期における難渋例③―意識障害・高次脳機能障害………猪村剛史, 他　155

第5章　回復期につなげる急性期理学療法

1. 急性期からの提言…………………………………………………西田友紀子　166
2. 回復期からの提言…………………………………………………増田知子　175

〔脳卒中理学療法士に期待すること〕
1．患者家族の立場から―リハ先生は希望の星……………………………東條文亮　24
2．医師の立場から……………………………………………………………山田　深　112
3．作業療法士の立場から……………………………………………………長谷川敬一　134
4．言語聴覚士の立場から……………………………………………………市川　勝　163
5．急性期病棟からの在宅復帰………………………………………………金子奈央　182
6．生活期から急性期に伝えたいこと………………………………………斉藤秀之　183

第1章

急性期における理学療法の理論と定義

よりよい脳卒中理学療法を提供するにはどうしたらよいだろうか？　個人として優れた理学療法技術を持つことだけでなく，脳の機能解剖や脳内の経時的変化を知り，日本の医療制度を理解し，優れた理学療法技術を最大限に発揮できる組織体制を構築することが重要である．本章ではこれらの急性期理学療法を行ううえで前提として知るべき条件を紹介していく．

1 急性期理学療法の定義

手塚純一[*1]

> **Key Questions**
> 1. 脳卒中の病期別理学療法とは
> 2. 脳卒中急性期における理学療法士の役割とは
> 3. 「脳卒中急性期の理学療法」と「急性期病院の脳卒中理学療法」の違いとは

はじめに

脳卒中急性期の理学療法は，急性期病院がその役割を担っている．本稿では，脳卒中の回復過程からみた脳卒中急性期に理学療法士が果たすべき役割を明確にする．また医療保険制度からみた脳卒中の急性期治療の変遷を取り上げ，急性期病院の理学療法士の役割についても検討する．

脳卒中の回復過程からみた脳卒中急性期理学療法

脳梗塞発症の初期2週から3週以内の期間を critical time window と呼び，運動麻痺回復の予後を決定づける時期として重要視されている．詳細は第1章2節「脳卒中の critical time window と回復理論」に委ねるが，脳卒中急性期の理学療法に求められる要素には次のものが挙げられる．

1つ目は「病態に合わせた離床の早期開始」である．AVERT（A Very Early Rehabilitation Trial）Ⅲ試験[1]では，脳卒中の発症後24時間以内に離床を始め1日6回計30分のリハビリテーションを行う超早期離床では，3カ月後の転帰が通常ケア（24〜48時間以内に離床，1日3回計10分のリハビリテーション）より劣ると報告された．つまり離床は一律に早めるものではなく，病態に合わせて可能であれば速やかに行うことが重要である．

2つ目は「短時間高頻度のトレーニング」である．急性期における長時間の離床は転帰に悪影響をもたらす可能性が指摘されており，高強度の練習よりも短時間で頻度を増やすことが重要である．

3つ目は「残存皮質脊髄路の興奮性を高めるトレーニング」である．運動麻痺が軽度であれば早期に起立・歩行を開始し，運動麻痺が重度であっても長下肢装具を用いた荷重練習や電気刺激を用いた麻痺の回復の促進が重要である．

4つ目は「多様な運動による学習性不使用の防止」である．神経組織の可塑的変化の程度は急性期で大きく，急性期で非麻痺側を用いた代償的運動を獲得してしまった場合，麻

[*1] Junichi Tezuka／医療法人社団新東京石心会さいわい鶴見病院リハビリテーション科

痺側の活動を再獲得するには多大な時間と労力を要してしまう．装具などを利用し麻痺側の活動を促し学習性不使用を防ぐ多様な運動が重要である．

医療保険制度からみた脳卒中の急性期治療

近年の脳卒中治療における最も大きな変化の一つに，2005年の組織プラスミノゲンアクチベータ（t-PA）静注療法の認可が挙げられる．脳梗塞の発症から4.5時間以内にt-PAを投与することで，強力な血栓溶解作用により閉塞血管を再開通し著明な症状の改善が得られるようになった．2012年の超急性期脳卒中加算が新設されたことにより，さらにその件数は増加している．

リハビリテーション関連では，2006年に脳血管疾患等リハビリテーション料が新設され，個別療法が原則となった．2008年には早期リハビリテーション加算が新設され，急性期リハビリテーションはより早期に開始するという流れが生まれ，2012年の初期リハビリテーション加算の新設，2018年の早期離床・リハビリテーション加算の新設とその流れはさらに加速している．

それと並行して病床機能再編と急性期病院の在院日数短縮の動きが進んできた．2003年に1日あたり包括払い制度（DPC制度）が82の特定機能病院に導入されたのを皮切りに段階的に拡大され，2018年には1,730病院，急性期病床の83％を占めるようになった．現在では在院日数が10日を切る急性期病院も少なくない．

これらの医療保険制度の変化により急性期に従事する理学療法士は，じっくり脳卒中の回復に取り組む理学療法から，早期に開始し病態を安定させ早期に転退院させる理学療法を求められるようになったのである（**表1**）．

表1 診療報酬制度による脳卒中急性期治療の変遷

年	医療制度の変化
平成15（2003）	DPC制度（1日あたり包括払い制度）導入
平成17（2005）	t-PA静注療法認可
平成18（2006）	脳卒中ケアユニット（SCU）入院管理料新設／脳血管疾患等リハビリテーション料新設
平成20（2008）	早期リハビリテーション加算新設
平成24（2012）	超急性期脳卒中加算新設／初期リハビリテーション加算新設
平成30（2018）	早期離床・リハビリテーション加算新設

急性期病院における理学療法士の役割

以上のことを踏まえると，急性期病院において理学療法士は多種多様な役割を求められているといえる（**図1**）．前述した①病態に合わせた離床の早期開始，②短時間高頻度のトレーニング，③残存皮質脊髄路の興奮性を高めるトレーニング，④多様な運動による学習性不使用の防止の4つに加え，5つ目の要素に「病態に合わせたリスク管理と合併症の予防」が挙げられる．病態に合わせ早すぎず遅すぎない離床開始時期を選択し脳卒中の増悪や再発を防ぐとともに，急性期特有の意識障害や注意障害などに適切に対応し転倒などを防いでいく．また，急性期の合併症として多いものに肺炎などの呼吸器合併症と臥床による廃用症候群（関節拘縮・筋力低下・心肺機能低下など）が挙げられ，これらを予防し滞りなく回復軌道に乗せる必要がある．

6つ目は「機能予後の予測による転退院先決定に関する助言」である．身体機能およびADLの予後の程度と到達時期を予測することは理学療法士特有の能力である．それによ

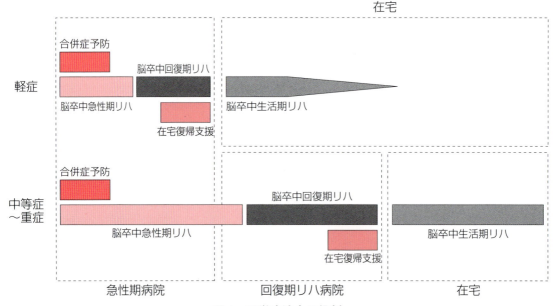

図1 理学療法士の役割

り直接在宅復帰可能なのか，入院でのリハビリテーションの継続が必要なのか，継続する場所として適しているのは回復期リハビリテーション病棟，地域包括ケア病棟，介護老人保健施設などのいずれであるかを患者・家族が選択できるよう助言する必要がある．

7つ目は「在宅生活復帰支援」もしくは「病期間連携による情報共有」である．脳卒中症例であっても急性期病院から直接在宅復帰をする場合が少なくない．その場合，急性期病院の理学療法士は脳卒中急性期理学療法のみならず，脳卒中回復期理学療法と福祉用具や住宅改修および介護保険サービスの選択を含めた在宅生活復帰支援も担う必要がある．

急性期を担う理学療法士には，ぜひ本書と併せて『理学療法MOOK 23 回復期・生活期の脳卒中理学療法』もご覧いただきたい．転院となる場合は，次の病期での担当者に情報提供する必要がある．目的は理学療法が継ぎ目なく開始，継続されることにあるが，その情報は次の病期での担当者が利用しやすいものであるとよりよい．詳細は次項で述べる．

病期間連携による情報共有

次の病期での担当者への情報提供媒体として最も多いのは書面によるものであろう．リハビリテーションサマリーや施設間連絡書など呼称は種々あるだろうが，その記載内容に迷う理学療法士も少なくないのではなかろうか．「情報提供内容は受け手側が必要とするものが望ましい」というコンセプトをもとに，神奈川県川崎市の理学療法士・作業療法士・言語聴覚士の集まる学術サークルである川崎市南部地区リハビリテーション連絡会では，地域共通のリハビリテーションサマリーを作成した（**図2**）．地域の病院・診療所・介護保険事業所などの10施設の療法士が会議を重ね，受けて側が実際に必要としている情報を抽出しA4用紙1枚に落とし込んだものである．既存の情報提供内容のアンケートでは，急性期側が心身機能・構造を多く記載していたのに対し，回復期側は活動やリスク管理に関する情報を求めていたというギャップが生じていたという（**図3**）．

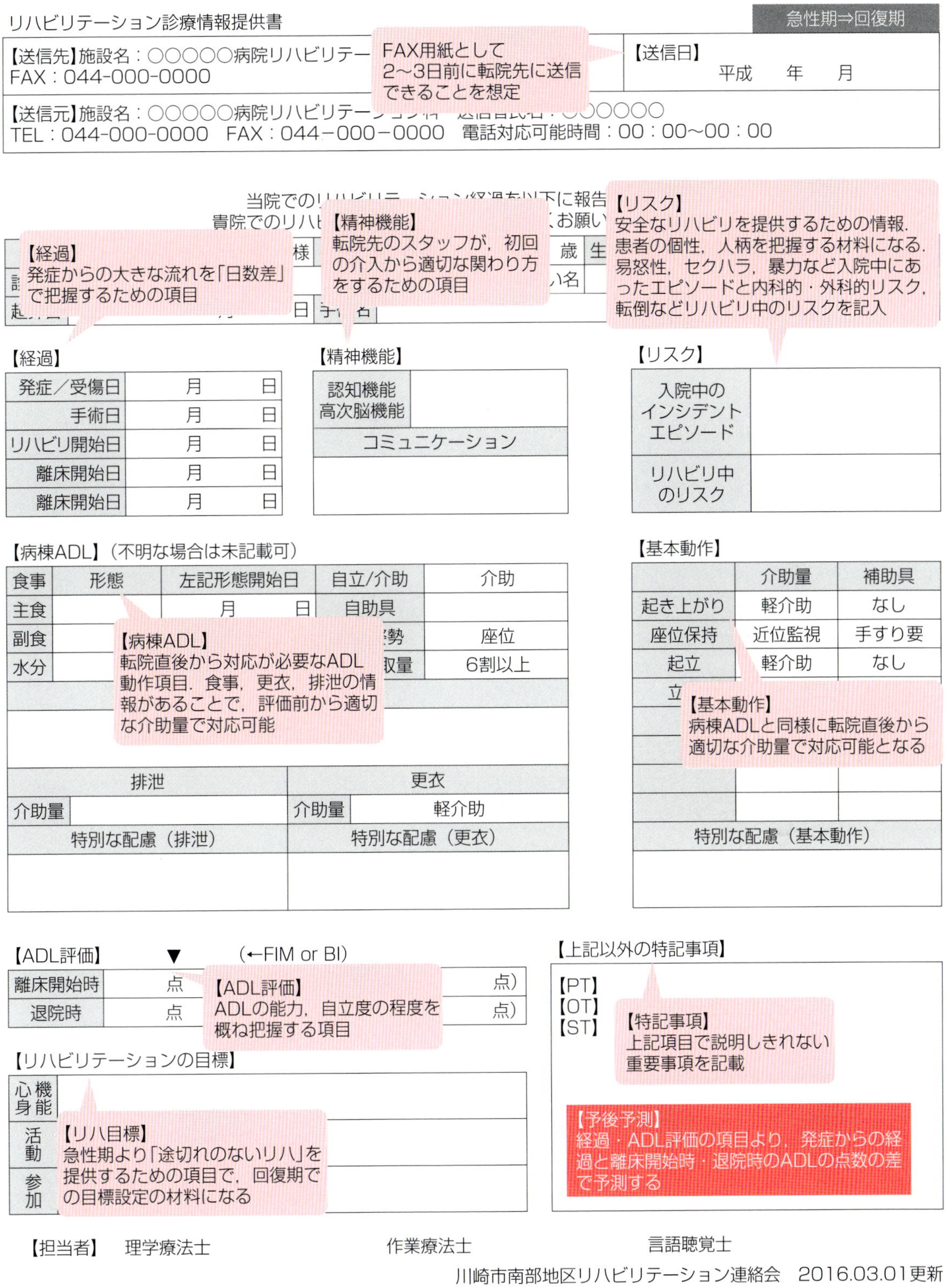

図 2　川崎市南部地区共通リハビリテーションサマリー

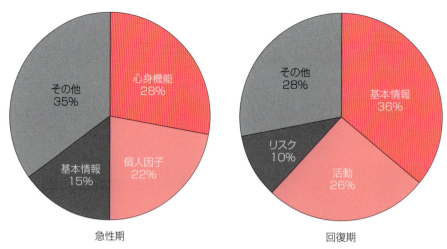

図3 診療情報提供書で重視している項目

おわりに

　急性期病院の理学療法士には，脳卒中自体の回復を促す理学療法と，急性期病院に在院している期間に必要とされる合併症予防や在宅生活復帰支援および病期間連携を含む理学療法の大きく2つの担うべき役割が存在することを概説した．在院日数が年々短縮されていくなかその業務は多忙を極めることと思うが，脳卒中患者にとって急性期の理学療法士はその後の人生を決める重要な舵取り役であると認識し，多様な役割を担うべくスキルアップを続けていくことを願いたい．

Conclusion

　脳卒中の回復過程において発症後2～3週までの急性期には，①病態に合わせた離床の早期開始，②短時間高頻度のトレーニング，③残存皮質脊髄路の興奮性を高めるトレーニング，④多様な運動による学習性不使用の防止の4つが重要である．
　一方，疾患を問わず急性期病院に在院している期間には脳卒中の回復を促すこと以外に，⑤病態に合わせたリスク管理と合併症の予防，⑥機能予後の予測による転退院先決定に関する助言や，転退院先によって，⑦在宅生活復帰支援もしくは病期間連携による情報共有の3つを理学療法士が担う必要がある．

文　献

1) AVERT Trial Collaboration group：Efficacy and safety of early mobilisation within 24 h of stroke onset（AVERT）：a randomised controlled trial. *Lancet* **386**：46-55, 2015

2 脳卒中の critical time window と回復理論

大畑光司[*1]

> **Key Questions**
> 1. 脳卒中の critical time window とは
> 2. 回復のステージとは
> 3. 脳卒中急性期に求められる理学療法とは

急性期の理学療法の推奨モデル

　脳卒中後の理学療法の目的は，運動機能の回復を最大化することにある．しかし，運動機能の最大回復は発症後から時間をかけて行われる過程であるため[1]，急性期の理学療法では，その結果として十分な帰結につながり得たかどうかを判断することは難しい．一方で，この時期には痙性麻痺や共同運動のような異常な運動が表出してくるために，理学療法士は「過度な努力によって異常が引き起こされたのでは」という恐れを抱く場合がある．本稿の目的は急性期の理学療法が果たすべき役割を明確にするために，その理論的背景をまとめることである．

機能障害の改善に対する「回復」と「代償」

　脳損傷に伴う機能障害の改善は，神経可塑性（neural plasticity）による機能的再組織化を促すことである．しかし，可塑的変化の過程は一様ではなく，大きくは「回復（recovery）」と「代償（compensation）」の2つに分類される[2]．急性期の理学療法の目指す運動機能の回復とは，損傷前の状態への復元（restoration，もしくは restitution）であり，運動が健常なときの状態に戻ることを指す．一方で「代償」とは，障害された運動の代替もしくは迂回手段を用いることである．現在の脳卒中リハビリテーション（以下，リハ）における視点としては，この2つの語句において，回復が正しく代償が悪いというような単純な善悪論は包含していない．一般に回復であっても代償であっても，運動課題遂行能力の改善（歩行自立や立位安定）という観点では区別されず，両者の運動能力に対する寄与はオーバーラップしている．

　しかし，急性期における機能障害からの改善を考える際に，われわれは可能な限り回復を促すべきであろう．回復を優先させるべき理由として Levin ら[3]は，①適切な練習により回復が得られる可能性があること，②代償的な運動は短期的には課題達成に有効であっても，長期的には関節拘縮や痛みを生じさせる

[*1] Koji Ohata／京都大学大学院医学研究科人間健康科学系専攻

可能性があること，③代償による不使用の学習が生じる可能性があることを挙げている．

脳卒中理学療法の回復に向けての critical time window

　適切な介入による回復を得るために，理学療法により生じると考えられる神経学的な変化について考えてみたい．例えば，動物モデルにおいて，損傷した脳虚血領域周囲で残存する軸索側枝の発芽が生じることが知られている[4]．このような変化は樹状突起の分岐やシナプス数の変化とともに脳機能回復の基盤である神経機構の可塑的変化を引き起こし，損傷脳の機能的再組織化の背景となると考えられる．一方，その神経可塑性は幼若期の豊富さと比較して，加齢に伴い低下することが知られている[5]．神経が可塑的変化を引き起こしやすい時期を臨界期（critical period）という．

　それでは脳卒中後の神経可塑性に臨界期が存在するのであろうか．これについて調べた研究[6]では，明確な臨界期が存在することを示唆している．脳虚血後のラットを5日目からリハ環境下においた場合と，14日目，30日目から始めた場合を比較すると，機能回復に歴然とした差が生じるとされる．運動機能は受傷5日目から始めた群で明確な改善が生じるのに対して，30日目から始めた群では通常環境で飼育した群と変わらなかった．このことは機能的変化を引き起こすために決定的な時期，いわゆる critical time window が存在することを示唆している．

　では，どの程度早期からの介入が必要なのであろうか．これについては確定することはかなり難しい．なぜなら，早ければ早いほど良いということができないからである．例えば，超早期（受傷後1〜3日目）でリハ介入（麻痺側強制使用，もしくはリハ環境曝露）を行った場合に神経細胞死が増加するとする報告もある[7,8]．しかし，この細胞死が多く見られた場合でも，長期的な運動機能の結果は改善が得られていたとされる．おそらく，ここで見られた神経細胞死は脳損傷により不必要となった神経細胞が間引きされた結果であり，早期介入による活動依存性の効果であるということもできる．

　いずれにしても，Krakauerら[9]は動物モデルの結果として5日後以降の介入であれば悪影響を与えることはないと述べている．ただし，一方で，受傷後2,3日のGABA（γ-Aminobutric Acid）による抑制が梗塞の拡大を抑えていると考えられるため，あまり早期の介入開始は推奨されないかもしれない．早期介入は運動回復において重要であるが，いつから始めるべきかについては症状に応じた考慮が必要となるだろう．

回復における生理学的変化のステージ

　では，ヒトを対象とした場合の神経可塑性にはどのような特徴があるだろうか．一般に，機能的再組織化を実現するための神経機構の可塑的変化は活動依存的である．したがって，運動皮質の興奮性が高いほうが機能的再組織化を引き起こしやすいと予想される．fMRI（functional Magnetic Resonance Imaging）[10]や経頭蓋磁気刺激（Transcranial Magnetic Stimulation：TMS）[11,12]を用いた研究では，発症早期の運動皮質の興奮性がそれ以降の時期より高いことが知られており，さらにTMSの運動誘発電位の存在は機能的予後と関連性を示すことが報告されている[11]．その意味ではより神経可塑性を引き出しやすい条件を有している可能性がある．

　一方，急性期，回復期において，TMSにより得られる反応と運動機能の関連性が変化す

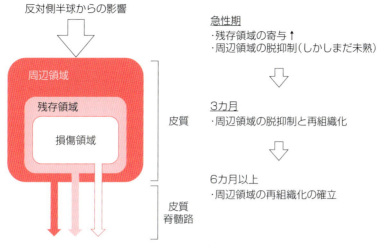

図1　Swayne による回復モデル（文献12）より改変引用）

ることが報告されている．前述した TMS による運動誘発電位は皮質脊髄路の興奮性を表す．一方で，短潜時皮質内抑制（Short-interval Intracortical Inhibition：SICI）は皮質内でのGABA の活動を反映する指標であるとされる．急性期では運動誘発電位の大きさと運動機能が相関するのに対して，回復期（発症3カ月）では SICI の低下が運動機能と相関すると報告されている[12]．急性期と慢性期における運動機能と関連を示す TMS 指標が異なることになる．

Swayne ら[12]は彼らの研究結果に基づいて，急性期から慢性期にかけての神経回復をモデル化している（図1）．急性期には発症前の運動システムが残存しており，それに依拠した運動を行おうとする．一方で，代替システムとして使用するための近隣もしくは遠隔の神経細胞群への投射も脱抑制され，連絡性を高めるが，これらのシステムは実際に運動システムとして使用しやすいような変化がいまだに行われていない．したがって，急性期では皮質脊髄路自体の興奮性が高いほど（残存する運動システムが多いほど）運動機能が高くなると考えた．一方で時間経過と理学療法における反復の結果として，代替的なシステム

が使用可能になる．このため3カ月後では皮質内の抑制が低いほど（代替システムが使われるほど）機能が高くなったと推測している．

もう一点重要なことは，急性期のトレーニングだけで正しい運動パターンを回復させることができるわけではないことである．実際には損傷部位の周囲の神経細胞に，再組織化に至るための準備的な変化を生じさせるとされる[9]．急性期のトレーニングによって十分な基礎的変化が得られていれば，3カ月以降の変化が大きくなるといえる．反対に，急性期に非麻痺側を用いた代償的運動を獲得してしまった場合，その後に麻痺側を中心とした運動を再獲得するためには，急性期の可塑的変化が豊富な時期に獲得した非麻痺側を使用する新しい神経ネットワークを破壊しなければならなくなる[2]．このことは全体的な脳卒中後の理学療法を困難にする原因となる．

以上のように考えると，急性期の運動機能は残存機能に関連し，その後のリハによって代替システムが修正されることにより，運動機能の改善が生じている可能性が考えられる．

急性期理学療法のエビデンス

では，実際に急性期の理学療法においては，何が推奨されるのであろうか．まず超急性期の介入開始時期を考えてみる．多くの場合，早期介入（24時間，もしくは48時間以内の座位実施）による3カ月後のmodified Rankin Scale（mRS）の変化は認められていない[13,14,15]．つまり，単純な開始の時期が重要なわけではない．しかも，超急性期における長時間の離床は3カ月後のmRS，歩行自立や死亡率に悪影響をもたらす可能性が指摘されている．この点については，前述の動物モデルにおける指摘を考慮する必要がある[9]．しかし，一方で高頻度の離床は帰結を改善させうる可能性がある．したがって，急性期の介入で重要なのは，トレーニング閾値の設定とそのスケジューリングにあるかもしれない[16]．言い換えると超早期から高強度の練習を行うよりも，短時間でも確実に離床する頻度を増やせるかどうかが重要となる．

超急性期を脱した後の回復期までの間の理学療法の重要性は言うまでもないかもしれない．Critical time windowを考慮して，できるだけ早く理学療法を行うことが重要である．神経組織の可塑的変化は慢性期でも生じることが知られてきたが，神経組織の可塑的変化の程度は急性期で大きい．したがって，運動機能を回復させる重要な時期であるといえる．同時に学習性不使用は急性期から始まるため，十分に広範囲な使用を促す必要があるだろう．

急性期理学療法が示すべき方向

以上のことを踏まえて，臨床現場における急性期の理学療法のあるべき姿を考えると，以下のような方向性を認識する必要がある．1つは，介入の総量が重要なのではなく，症状に合わせたトレーニング閾値を設定して，高頻度（しかし時間は短く）な介入を行うことが求められる．これを実現するためには，各専門スタッフとの連携が重要になるだろう．2つ目は，可塑性の高い時期であることを念頭において，多様なトレーニングプログラムを設定し，多様な運動を行うことにより学習性不使用を防ぐべきである．当然，廃用の結果として生じる関節拘縮を予防すべきなのはいうまでもない．問題として，この時期の運動においてはいまだ大きな介助量を有する場合が多い．その中で多様な運動を行わせるためには，装具やロボットの効果的な使用が求められるだろう．

Conclusion

急性期の理学療法は，神経機構の再組織化を促すためのcritical time windowの時期に当たる．しかし，ただ単に開始時期が早ければ良いのではない．回復期の改善につなげるために，適切なトレーニング閾値を定めて行うことが求められる．

文 献

1) Duncan PW, et al：Defining post-stroke recovery：implications for design and interpretation of drug trials. *Neuropharmacology* **39**：835-841, 2000
2) Jones TA：Motor compensation and its effects on neural reorganization after stroke. *Nat Rev Neurosci* **18**：267-280, 2017
3) Levin MF, et al：What do motor "recovery" and "compensation" mean in patients following stroke? *Neurorehabil Neural Repair* **23**：313-319, 2009
4) Dancause N, et al：Extensive cortical rewiring after brain injury. *J Neurosci* **25**：10167-10179, 2005
5) Fawcett J：Molecular control of brain plasticity and repair. *Prog Brain Res* **175**：501-509, 2009
6) Biernaskie J, et al：Efficacy of rehabilitative experience declines with time after focal ischemic brain injury. *J Neurosci* **24**：1245-1254, 2004
7) Risedal A, et al：Early training may exacerbate brain damage after focal brain ischemia in the rat. *J Cereb Blood Flow Metab* **19**：997-1003, 1999
8) Farrell R, et al：Environmental enrichment enhances recovery of function but exacerbates ischemic cell death. *Neuroscience* **107**：585-592, 2001
9) Krakauer JW, et al：Getting neurorehabilitation right：what can be learned from animal models? *Neurorehabil Neural Repair* **26**：923-931, 2012
10) Ward NS, et al：Neural correlates of motor recovery after stroke：a longitudinal fMRI study. *Brain* **126**：2476-2496, 2003
11) Hendricks HT, et al：Systematic review for the early prediction of motor and functional outcome after stroke by using motor-evoked potentials. *Arch Phys Med Rehabil* **83**：1303-1308, 2002
12) Swayne OB, et al：Stages of motor output reorganization after hemispheric stroke suggested by longitudinal studies of cortical physiology. *Cereb Cortex* **18**：1909-1922, 2008
13) Herisson F, et al：Early Sitting in Ischemic Stroke Patients（SEVEL）：A Randomized Controlled Trial. *PLoS One* **11**：e0149466, 2016
14) Poletto SR, et al：Early mobilization in ischemic stroke：a pilot randomized trial of safety and feasibility in a public hospital in Brazil. *Cerebrovasc Dis Extra* **5**：31-40, 2015
15) Bernhardt J, et al：Prespecified dose-response analysis for A Very Early Rehabilitation Trial（AVERT）. *Neurology* **86**：2138-2145, 2016
16) Bernhardt J, et al：Early rehabilitation after stroke. *Curr Opin Neurol* **30**：48-54, 2017

3 脳画像から展開する理学療法戦略

手塚純一[*1]

> **Key Questions**
> 1. 脳画像から読みとれるものとは
> 2. 脳画像を利用した予後予測とは
> 3. 予後予測の際に留意することとは

はじめに

　脳卒中には数多くの機能予後予測法がこれまで考案されてきたが，急性期から適応できるものは決して多くない．それは急性期には意識障害をはじめせん妄やICUシンドローム，不安定な全身状態，種々の合併症など，純粋な身体機能を把握するのが困難な場合が少なくないからである．そのような場合でも脳画像から本来の身体機能を推し量ることができる．

　また運動麻痺が同程度でも損傷された脳の部位によって回復の余地は異なる．これも脳画像から損傷部位を特定することにより的確な予後を予測することが可能である[1]．

　本稿では脳画像所見をどうやって理学療法に活用していくのか症例を通して紹介する．

1. 症例紹介

・基本情報：30歳代，男性
・診断名：脂肪塞栓症，大腿骨骨幹部骨折，脛骨高原骨折
・現病歴：三輪バイクと乗用車の交通外傷．当院救急救命室（ER：Emergency Room）搬送時は意識清明，会話可能であった．ERにて大腿骨骨幹部骨折，脛骨高原骨折で手術適応との診断で入院待機をしていたところ，意識障害と眼球上転ならびに痙攣が出現し呼吸状態が急速に悪化した．挿管・人工呼吸管理のうえで頭部MRI撮影の結果，脂肪塞栓症と診断された．超音波検査にて大きな肺塞栓症は認めず，脂肪塞栓症に対しては対症療法，骨折に対しては一時的に創外固定を行い全身状態が安定し次第，手術療法の方針となった（**図1**）．

1) 脂肪塞栓症とは

　長管骨単独骨折の1〜22％に発症し，確立した有効な治療法はなく，死亡率は7〜20％に及ぶとされる．骨折により発生する非乳化の脂肪滴が各臓器において塞栓を起こし，呼吸器症状・皮膚点状出血・神経症状の三大症状を示す．受傷から発症までの時間で3つに分類される（**表1**）．

[*1] Junichi Tezuka/医療法人社団新東京石心会さいわい鶴見病院リハビリテーション科

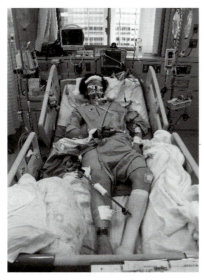

図1　ICU 入室時

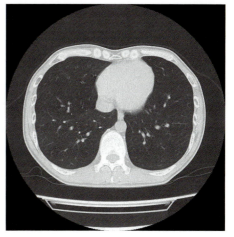

図2　胸部 CT（0 病日目）

表1　脂肪塞栓症の分類と予後

分　類	発症時間	予　後
電撃型	受傷後 12 時間以内	33〜50％死亡
完全型	受傷後 12〜48 時間以内	適切な全身管理で救命可能
不完全型	受傷後 48 時間以後	自然治癒

2．理学評価と画像所見（図2〜4）

1）理学療法初期評価（6 病日目）

経口挿管，人工呼吸管理（CPAP，FiO_2 0.35，PS 8，PEEP 6），右大腿と下腿に創外固定．

・意識：Japan Coma Scale（JCS）Ⅲ-200

・バイタルサイン：収縮期血圧 160 mmHg 台，心拍数 80 台，経皮的動脈血酸素飽和度（SpO_2）100％．

・聴診：右下葉で減弱，ラ音なし．

・筋緊張：右上肢で亢進．

・関節可動域：足関節背屈　右 - 30°／左 20°

・ブルンストロームステージ：右Ⅱ-Ⅱ-Ⅱ，左Ⅱ-Ⅱ-Ⅳ．右上肢に連合反応を認める．

3．脳画像からの機能予後予測

意識障害は脳全体に散在する多発脳塞栓に

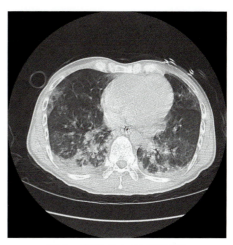

図3　胸部 CT（4 病日目）
両側の下葉に浸潤影を認める

よりもたらされていると考えられた．

右放線冠に散在する梗塞は皮質レベル（**図4①**）と側脳室レベル（**図4②**）で一部運動線維に機能不全をもたらしていると考えられ，急性期には左上下肢に中等度の運動麻痺が現れるが，一つひとつの梗塞は小さいためペナンブラの機能不全は回復し，1 カ月以内に運動麻痺は消失すると考えられた．

左放線冠に散在する梗塞は皮質レベル（**図4③**）で一部運動線維に機能不全をもたらしていると考えられ，急性期には右上下肢に中等度の運動麻痺が現れるが，同様に一つひと

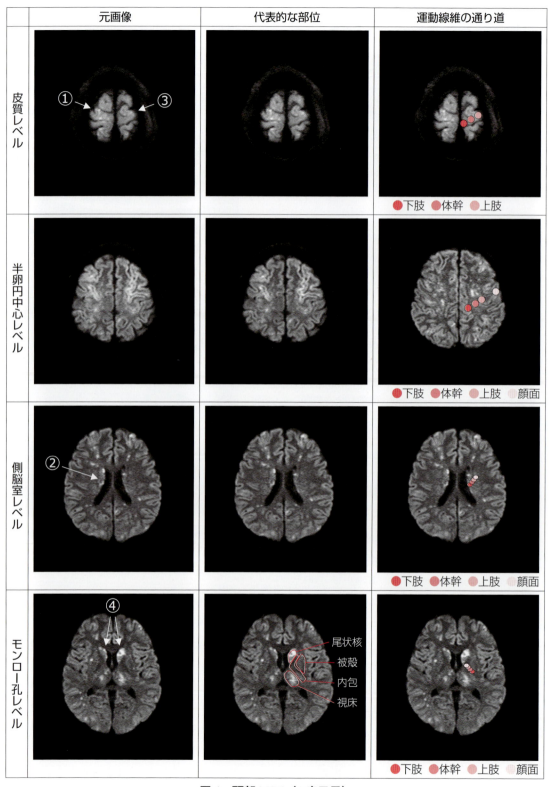

図4　頭部MRI（4病日目）

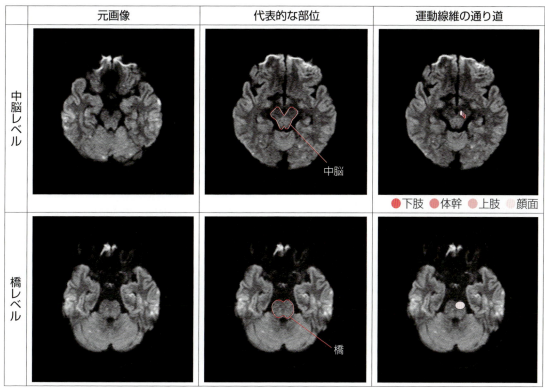

図4 つづき

表2 機能予後の予測

部位	症状	発症時	1カ月後	3カ月後
多発脳塞栓	意識障害	重度 ➡	なし ➡	なし
右放線冠梗塞	左運動麻痺	中等度 ➡	なし ➡	なし
左放線冠梗塞	右運動麻痺	中等度 ➡	なし ➡	なし
両尾状核梗塞	注意障害	重度 ➡	軽度 ➡	なし
両尾状核梗塞	記憶障害	重度 ➡	軽度 ➡	なし

つの梗塞は小さいため1カ月以内に運動麻痺は消失すると考えられた.

そのほかに梗塞巣が目立つ部位として両側の尾状核（図4④）が挙げられる．尾状核に入力した情報は各々の前頭葉に投射されており，尾状核梗塞により前頭葉機能が低下し注意障害や記憶障害を呈し，両側性のため症状はより重度化し回復には時間を要すると考えられた.

前述より急性期は重度の意識障害と注意障害・記憶障害，両側の中等度運動麻痺を呈するが，注意障害・記憶障害の回復に時間は要しても最終的には脳機能の改善が見込める症例であると判断した（表2）.

4．理学療法戦略と経過

脳画像からの機能予後予測により脳機能の改善が見込める症例であり，急性期にはまず呼吸状態の改善を最優先課題とした.

1）1～7病日

鎮静下で人工呼吸器装着中．臥位で下側肺障害を認めたため，側臥位での体位ドレナー

ジを励行し排痰に努めた．運動麻痺により筋緊張亢進している部位と骨折している右下肢の拘縮予防を並行して行った．

2）8〜13病日

呼吸状態の改善に伴い鎮静を解除して覚醒を促し人工呼吸器のウィーニングを進めた．当初の予測どおり覚醒に伴い意識障害と注意障害による危険行動を認め，看護師と情報共有し病棟生活での安全確保に努めた．人工呼吸器の離脱と同時に離床を開始したが，意思疎通と従命が困難であったため安全確保を目的に理学療法士複数名で対応した（**図5**）．

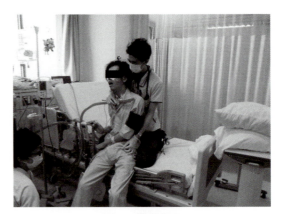

図5　離床初日

3）15〜21病日

徐々に意識障害が改善傾向にあり一部意思疎通が可能となったため麻痺肢の機能練習と高次脳機能練習を開始した．

4）22〜28病日

意識は清明となり，骨折部の荷重許可は下りていなかったため平行棒にて免荷歩行練習を開始した．運動麻痺は軽度に改善し分離は良好となった．注意障害・記憶障害も改善傾向にあり徐々に机上課題に取り組めるようになり，記憶の定着がみられ始めた．

5）29〜35病日

骨折部の荷重許可が下り荷重練習を開始した．

6）36〜42病日

病棟内松葉杖歩行を獲得した（**図6**）．注意障害・記憶障害は軽度まで改善し，病棟内生活においては適切に状況判断ができるようになった．

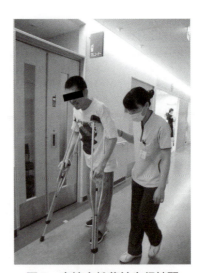

図6　病棟内松葉杖歩行練習

7）43〜49病日

独居生活および復職を目標に，回復期リハビリテーション病院に転院となった．

発症後6カ月の時点で回復期リハビリテーション病院を退院し独居生活に復帰した．運動麻痺，高次脳機能障害は完全に回復したが運動器に改善の余地があり，復職に向けて外来リハビリテーションを継続した（**図7**）．そ

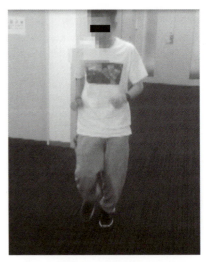

図7　外来リハビリテーション

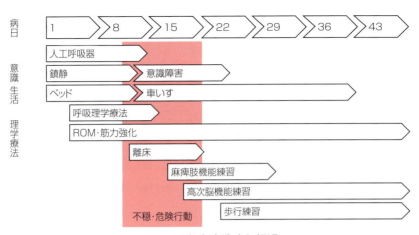

図8 理学療法戦略と経過

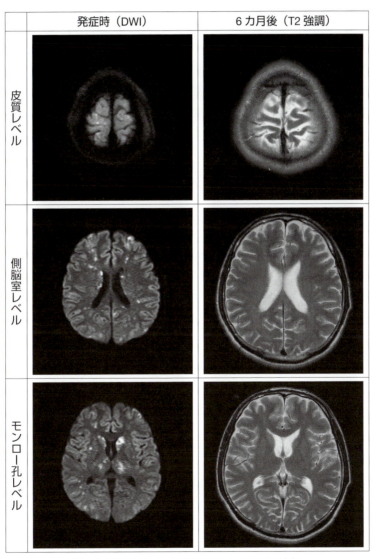

図9 発症時と6カ月後の頭部MRIの比較

の後復職し，リハビリテーションは良好終了となっている（図8）．

5．脳画像の経時的変化

発症時の頭部MRI（DWI）では高信号域が散在し多発脳塞栓像を呈していたが，発症後6カ月の頭部MRI（T2強調：陳旧性脳梗塞は高信号域として描出される）では明らかな陳旧性脳梗塞像を認めない（図9）．これは発症時の頭部MRI（DWI）における高信号域の大部分がペナンブラであり，時間経過とともに脳機能を取り戻したと考えて症例の回復と矛盾しない．

> **Conclusion**
>
> 脳画像からは，脳のどの部位がどの程度損傷を受けているかを確認することができる．脳画像所見と臨床症状を照らし合わせて，症状の責任病巣を把握しその症状の性質を推察することができ，効果的な理学療法を選択する一助となる．また，臨床症状が脳のどの部位でどの程度の損傷に起因しているかを把握し，部位ごとの回復期待度の違いやペナンブラの大きさを考慮して，機能予後を予測することができる．回復が期待できる部分には機能練習を行い，回復が困難と思われる部分には代償的に補うことにより限られた時間の中で最大限の効果を上げうる．脳画像から読みとれる情報はおおよその予後を予測するものであり，明らかに回復が困難と断言できる場合を除き症例の可能性を安易に否定すべきではないことには留意されたい．

文　献
1) 手塚純一：画像からみた脳の障害と可能性．脳卒中理学療法の理論と技術 改訂第2版，2016

4 急性期における職場マネジメント

手塚純一[*1]

> 🔒 **Key Questions**
> 1. 脳卒中ユニット（SU：Stroke Unit）を立ち上げるまでのポイントとは
> 2. 脳卒中ユニット（SU：Stroke Unit）を立ち上げてからのポイントとは
> 3. 急性期脳卒中理学療法における今後の展望とは

はじめに

　脳卒中ユニット（SU：Stroke Unit）とは，「脳卒中に関する専門知識と治療経験のある医師，看護師，リハビリテーション（以下，リハ）スタッフなどの多職種が連携した専門職チームが，脳卒中急性期からリハを含めた評価，治療を一貫して行う組織形態」をさす．脳卒中専門病棟というハードウェアを有する必要は必ずしもない．言い換えれば，脳卒中専門病棟をもたずとも工夫次第で高度な脳卒中医療が可能ということである．そして，その工夫とは組織マネジメントにほかならない．

　本稿では脳卒中急性期において，どのようにスタッフを配置し多職種で連携することが効率的・効果的であるか述べていく．

脳卒中ユニット

1．脳卒中ユニットの目的と構成

　『脳卒中治療ガイドライン2015』[1)]では次のように記している．「脳卒中急性期の症例は，専従の専門医療スタッフが持続したモニター監視下で，濃厚な治療と早期からのリハを計画的かつ組織的に行う脳卒中専門病棟である．Stroke Unit（SU）で治療することにより，死亡率および再発率の低下，在院期間の短縮，自宅退院率の増加，長期的な日常生活動作（ADL）と Quality of Life（QOL）の改善を図ることができる」とし，グレードA（行うよう強く勧められる）として推奨している．Stroke Unit Trialists' Collaboration は脳卒中ユニットの形態を**表1**[2)]のように分類しているが，その定義によると脳卒中ユニットは脳卒中を専門に扱う多職種連携によるリハアプローチを提供する組織形態を示すものである．Mobile stroke team（移動脳卒中チーム型）が示すとおりその有効性は脳卒中ユニットという組織による治療によってもたらされるものであると解釈できる．

　脳卒中ユニットにおける専門職チームの構

[*1] Junichi Tezuka／医療法人社団新東京石心会さいわい鶴見病院リハビリテーション科

表1 脳卒中ユニットの形態分類 (文献2)より改変引用)

Type：形式	Featuers：特徴
Acute (intensive) stroke unit 急性期集中治療型	「脳卒中専門病棟（病床）」があり，高度な看護体制と生命維持設備で数日以内の急性期診療のみを行う．
Comprehensive unit 包括型	「脳卒中専門病棟（病床）」があり，専属の「脳卒中チーム」が配置され，数日から数週間で急性期診療に加えてリハも行う．
Rehabilitation unit 安定期リハ型	「脳卒中専門病棟（病床）」があり，専属の「脳卒中チーム」が配置されるが，急性期はほかの病棟で管理し，以後数週間のリハを含む治療を行う．
Mobile stroke team 移動脳卒中チーム型	「脳卒中専門病棟（病床）」はなく，院内で明確に認知されている「脳卒中チーム」が各病棟に出向いて脳卒中患者の診断と治療にあたる．
General medical ward 一般病棟混在型	「脳卒中専門病棟（病床）」はなく，脳卒中患者は他疾患の患者と混在して収容され，「脳卒中チーム」も組織していない．

成員は，医師（主治医，リハ医），看護師，理学療法士，作業療法士，言語聴覚士，医療ソーシャルワーカー（MSW），管理栄養士などから成る．この専門職チームは医師を頂点とした指揮命令型チームではなく，対等に近い関係によって業務を遂行する機能的なチームであることが望ましい．医師の高度な医学的管理に加え早期から多職種による評価をもとに目標設定を行い，治療と並行して離床やリハを進行していく．治療やリハに関する家族の参加や，退院後の介護支援の必要性を評価することも重要である．

急性期治療の目的は救命や疾患の治療が第一であることはもちろんだが，その医療は患者の今後の生活の質をも考慮したものである必要がある．早期からリハを同時進行することで廃用症候群の予防と速やかな機能回復が得られ，早期退院と社会復帰をすることができる．結果として在院日数の短縮や医療費の抑制も得られるのである．

2．ユニット制のメリットとデメリット

さまざまな疾患や複数の病棟を担当する従来型のリハに比べ，ユニット制のメリット，デメリットにはどのようなものがあるだろうか．

ユニット制の最大のメリットは，脳卒中という限られた患者およびチームスタッフと同じ時間・空間を共有することで，一日"何度も""必要なだけ"濃厚に関わることができることに尽きる．ほかにも表2[3]のようなメリットが見込める．まずリハスタッフは専従配置されることにより脳卒中に特化した高度な知識と技術を身につけ患者に提供することができる．医師との連携では，緊密に情報共有することにより治療と並行して早期に十分なリスク管理のもと離床とリハを進めることができる．状態変化があった場合でも速やかに方針修正ができることは急性期においてはメリットが大きい．看護師との連携では，リハの成果をリハ以外の時間（生活場面）でも活かすことで加速度的に回復が早まり，看護師が関わる生活場面（特に早朝・夜間）の情報がリハの目標設定や練習内容に活かされる．リハスタッフが病棟を含めた生活の場に多く滞在することで，リハの成果がどの程度ADLに活かされているか目の当たりにすることができるし，家族に会う機会が増え現状理解の確認や介護力のチェック，家族への介護指導を行うことで早期退院につなげることもできる．

一方，表3[3]のような主にマネジメント面を中心としたデメリットも存在する．まずスタッフは専従となるため他疾患を担当するこ

表 2　ユニット制のメリット（文献3）より改変引用）

1) より専門領域に特化した高度リハ医療（療法士の知識，スキルが主）を提供できる．
2) 病棟単位のチーム医療の促進（医師，看護師，薬剤師，栄養士など）．
3) リハ医療の啓発（診療科，病棟全体に）．
4) 早期ADLの促進，在院日数の短縮．
5) 医療事故防止の促進（患者リスクに関する情報共有の促進），看護師業務の軽減．
6) 病棟単位の目標と運営にチームで参加し，マネジメント力を養うことができる．
7) 病棟単位のハード面（機器，設備）の改善促進．
8) 医療チームによる共同研究の促進．

表 3　ユニット制のデメリット（文献3）より改変引用）

1) 個人の興味ある疾患への病棟配置の限界．
2) 病棟配置メンバーの頻繁異動による不安定職場環境の促進．
3) 人事異動のマネジメントがより難しくなる（適材適所および人材確保，維持）．
4) より若年者による病棟リーダーの責任の向上とマネジメント力がいっそう要求されることにより不安が高まる．
5) リハ以外の病棟業務増加の懸念．
6) 回診，病棟カンファレンス，リハカンファレンス増加による単位数減少の懸念．
7) マルチタスク力および環境適応力のある人材確保の限界．

とができない．さまざまな疾患を経験したいスタッフにとっては異動の機会を待つことになる．また多職種との連携がユニット制のメリットだが，一歩間違うとリハ以外の病棟業務が増加し専門職としての活動が制限されかねない．こうしたことがないようユニットリーダーが業務を適正にマネジメントしていくことが必要になるが，リーダーの育成も容易ではなく，その組織運営には高いマネジメント力が求められる．立ち上げだけでなく，質の高いチームを維持していくことが何より難しいのである．

マネジメントに高いスキルが求められるユニット制だが，それ以上に急性期脳卒中患者が受ける恩恵は大きい．急性期に多職種が連携して治療にあたることでいかに長期的予後の改善につながるかは前述のとおりである．

3．脳卒中ユニット構築の実際

脳卒中患者およびチームスタッフと同じ時間・空間を共有するユニット制を敷いたうえで構築すべき要素（**図1**）を次に述べていく．

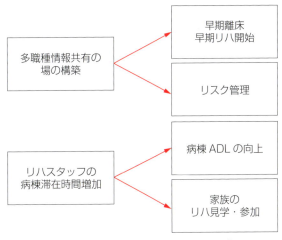

図1　ユニット制で構築すべき要素

1) 多職種情報共有の場の構築

形式はカンファレンス形式でも回診形式でもかまわない．頻度は週1回では不足で，できるだけ頻回に，可能であれば毎日設けられることが望ましい．多職種で情報を持ち寄り，「病状」「リスク」「栄養状態」「治療方針」「昼夜の生活状況」「障害の程度と予後」「社会的環境」などが共有され，課題があればその場で議論し早期に方針決定していく．

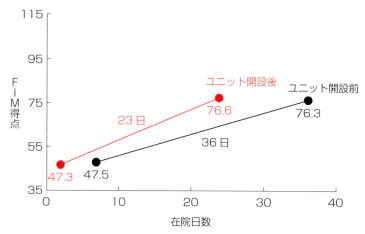

図2 脳卒中ユニット導入前後での在院日数とFIM得点の比較

2）早期離床，早期リハ開始

病態に合わせて多職種で早期離床の可否を検討し，可能と判断されればリスクを把握したうえで離床を開始する．不可と判断された場合でもベッド上で廃用症候群予防や合併症予防のリハを開始する．

3）リハスタッフの病棟滞在時間増加

リハスタッフの病棟滞在時間が増加することによるメリットは大きく分けて2つある．1つは病棟でリハを行うことで他職種や家族が患者のできる能力を目の当たりにできることであり，もう1つはリハ以外の時間にどう過ごしているかをリハスタッフが目の当たりにできることである．

4）病棟ADLの向上

病棟でリハを行うことで看護師はできる能力を把握し病棟ADLに活かすことができる．逆にリハスタッフはリハ以外の時間における離床の進み具合やADLの動作方法および介助方法を把握し，より適したものに修正することができる．これらの相互作用により「できるADL」と「しているADL」は極めて近い状態になる．

5）家族のリハ見学・参加

リハスタッフが病棟に滞在していると家族の来訪を把握しやすくなる．家族に積極的にリハ見学や参加を勧めることで，家族は障害や退院後の生活イメージをもちやすくなり，退院や転院の流れがスムーズになる．

自験例ではユニット制の導入前後で，入院からリハ開始までの日数の短縮，FIM（Functional Independence Measure）改善効率の向上，在院日数の短縮が得られた（**図2**）．

これら1）〜5）の要素は脳卒中専門病棟があればより効果が大きくなるのはもちろんだが，それがなくともスタッフ配置やチームの形成で効果を発揮することができる．職場のマネジメント次第でどこでもいつからでも実行しうるのは，管理者の腕の見せどころではないだろうか．

Conclusion

　脳卒中ユニットを立ち上げるにあたっては必ずしも脳卒中専門病棟は必要でなく，多職種による専門職チームを院内で構築し，専従リハスタッフを配置することが重要である．

　脳卒中ユニット立ち上げ後は，①多職種情報共有の場の構築，②早期離床，早期リハ開始，③リハスタッフの病棟滞在時間増加，④病棟ADLの向上，⑤家族のリハ見学・参加，の要素を可能なものから整えていく．ユニットを維持していくにあたって，リーダーの育成と専従スタッフの配置と異動に関する満足度を維持していくことも重要である．

　今後の展望としては，ユニット内の質を高めていくのはもちろんだが，ユニットの前後にある救急搬送から入院・リハ開始までの期間と，病病連携および医療と介護の連携についてもリハの視点を活かしていく余地があると考える．

文献

1) 日本脳卒中学会脳卒中ガイドライン委員会（編）：脳卒中治療ガイドライン2015．協和企画，2015
2) Stroke Unit Trialists' Collaboration：Organised inpatient (stroke unit) care for stroke. *Cochrane Database Syst Rev* **9**：CD000197, 2013
3) 影近謙治：急性期医療におけるリハの必要性と問題点/オーバービュー．臨床リハ **21**：334-341, 2012

● 脳卒中理学療法士に期待すること

1 患者家族の立場から —リハ先生は希望の星

東條文亮[*1]

　私の妻は6年ほど前に脳梗塞を発症し，左半身が完全に麻痺した状態となってしまいました．そして脳梗塞の後も，ペースメーカー装着のための手術や転倒による大腿部骨折などにより，入退院を繰り返し，それぞれの治療の後，回復期リハ病院でリハを受けました．自宅に帰ってからは訪問リハと近くの病院への通所リハを受けてきました．

　妻が回復期リハ病院へ入院中，私はほとんど毎日妻のもとに行き，リハの現場に立ち会いました．この経験をもとにして，理学療法士（以下，リハ先生）に今後期待することを述べてみたいと思います．

　リハを行うにあたって一番大事なもの，それは患者とリハ先生の間の信頼関係だと思います．私の妻の場合は身体を動かすのが「怖い」という気持ちがあり，それが大きな障害となっていました．

　あるリハ先生はベッドに妻と並んで腰掛けて，麻痺した左側に体重をかける練習から始めました．「押しくらまんじゅう押されて泣くな！」と先生は大きな声で歌い，妻はその声に促されて先生のほうに寄りかかる練習をしました．「押しくらまんじゅう」だけでなく，先生とハイタッチをするなど，身体の大きな動きに対してもバランスが崩れないような練習を織り交ぜてリハを進めました．こうしたことを繰り返して，妻は「押しくらまんじゅう」でリハ先生に寄りかかっても安心だということを覚え，さらにリハ先生とそのような練習をすることが「楽しい」という感覚が芽生えてきました．

　一方，このようなリハ先生もいました．平行棒を使って歩行練習をしていた時のことです．妻は，通常右足を先に前に出して，次に麻痺した左足を引き付けて右足にそろえるという歩き方をしていましたが，左足を引き付けるのがうまくできないことがありました．リハ先生は妻の左足を蹴飛ばすようにして足を前に出す手助けをするのですが，まだ左足に体重が残っている時に強引に足を前に送ろうとしたために妻はよろけてしまいました．このようなことがあると，「怖い」という思いがよみがえり，リハに取り組む気持ちは萎えてしまうのでした．

　前者のリハ先生であれば，動かない左足を前に送る時，患者が動かそうとするタイミングに合わせて足を前に送ってやるということに細心の注意を払ったであろうと思います．常に患者の呼吸に合わせた介助を行うことが信頼感の醸成には必須の条件であると思います．

　お世話になったリハ先生の多くは，妻が安心してリハに取り組むことができる先生方でした．私はこの場を借りて，こうした先生方に感謝の気持ちを表したいと思います．そして，世の多くのリハ先生が，患者から信頼される「リハ先生」として活躍されることを願ってやみません．リハ先生，あなたは患者にとって「希望の星」なのです．

[*1] Fumiaki Tojo

第 2 章

急性期における理学療法とエビデンス

　脳卒中急性期に対する早期の理学療法士の関わりが求められており，救急救命室や脳卒中ケアユニット，一般病棟など理学療法士の活躍の場が拡がっている．急性期という不安定な時期に安全で効果的な理学療法を行うには，リスク管理，早期離床，多職種協働，移動・歩行，合併症予防などさまざまなスキルが必要である．本章ではこれらの具体的な方法とエビデンスについて紹介していく．

1 ERにおける急性期脳卒中理学療法

岩田健太郎[*1]　北井　豪[*2]

> 🔒 **Key Questions**
> 1. 急性期脳卒中に対する早期リハビリテーション介入は有効か
> 2. ERにおいて理学療法士に求められるものとは

はじめに

わが国では医療圏ごとに一次から三次まで救急医療機関が分類されていても，三次救急医療機関の救急外来には軽症から重症までさまざまなレベルの患者が受診，救急搬送される．救急患者を病院前の段階ですべてを完璧に振り分けることは不可能であり，その地域で初期対応を担う二次救急医療機関は苦労しながら断ることなく患者を受け入れている．つまり，その地域の救急医療機関が頑張って救急患者を受け入れれば，その救急医療体制は「ER型救急医療」に近くなり，医療機関がその救急外来部門をERと標榜するようになることは自然な流れともいえる．しかし，わが国では統一感をもって運用されているのではなく，また，厚生労働省も公式的な見解を示していない[1~3]．

当院は，兵庫県神戸市における一次から三次救急を担う北米ER型の救急病院である．救急車搬送は年間9,000台以上，救急受診者数は3万人を優に超える．これらの中には脳障害患者も多く含まれ，ERを経由して当院に入院する患者は約1,600例（2015年度：脳神経外科751例，神経内科855例）となっている．これらの患者に対して，発症直後および脳神経外科術直後からリハビリテーション介入を開始することは決してまれなことではない．しかし，当院のような超急性期病院では，患者の症状変動が激しく，処置や検査など，患者を取り巻く環境も流動的であり，リハビリテーション介入そのものも困難な状況に陥ることも多々ある．本稿では，これらに対して柔軟に対応し，患者を効果的な機能回復へと支援するためのERにおける理学療法士の役割・求められる知識について述べる．

急性期脳卒中リハビリテーションのエビデンス

AHA/ASA stroke rehab and recovery guidelinesでは，脳卒中発症後早期からのリハビリテーション介入が推奨されている．しかし，早期離床に関してはいまだ議論の余地が残っており，訓練時間，訓練頻度，離床のタイミ

[*1] Kentaro Iwata／神戸市立医療センター中央市民病院リハビリテーション技術部
[*2] Takeshi Kitai／神戸市立医療センター中央市民病院リハビリテーション科・循環器内科

ングの側面から検討されている．2015年，脳卒中発症後24時間以内の早期離床の有効性を検証する，多施設無作為化比較試験（RCT：Randomized Controlled Trial）であるAVERT試験が，5カ国56施設が参加して行われ，解析結果がLancet誌に発表された[4]．急性脳卒中と診断された患者2,104例が登録され，24時間以内の早期離床群（n＝1,054）と従来治療群（n＝1,050）に無作為割付された．主要評価項目は3カ月後のmodified Rankin Scaleで，二次評価項目として3カ月後の死亡率，50m歩行や自立歩行が調査された．超急性期からのリハビリテーション介入の有効性を試したこの試験の結果は，皮肉にも早期離床群で有意に身体機能改善の停滞，死亡率の上昇を認める結果であり注目を集めている[4]．

この研究では，早期離床群に割り付けられた患者は，循環動態の不安定な症例やハイリスク症例も一律に早期離床を行っており，このような結果につながった一因ではないかと筆者らは考えている．やはり，脳障害患者は一律に離床を図るのではなく，病態に応じて個別に離床を検討しなければいけないのではないだろうか．どのような患者で超急性期からのリハビリテーションが有効か，またどのような患者では逆に病態を悪化させてしまうのか，今後のサブ解析が待たれるところである．

また，2016年にNeurology誌に報告されたサブ解析では，訓練時間の増加よりも訓練頻度の増加が身体機能の改善に有効であることも示された[5]．当院では，2012年より365日リハビリテーションを取り入れ，特に急性期には毎日のリハビリテーションが絶え間なく行われる体制を整えている．

セラピストを含む専門職種で構成されたチームによる早期退院支援[6]，尿路感染症予防に対する24時間以内の膀胱留置カテーテルの抜去[7]，早期の移動能力獲得の深部静脈血栓症予防への有効性[8]，頻回な離床によって身体機能の改善がもたらされ医療費が軽減する[9]，といった報告は，発症後早期からのリハビリテーション介入の有効性を示唆するものである．このことからも，超急性期からのリハビリテーションが有効な症例は確実に存在すると思われ，セラピストがER/急性期病床のリハビリテーションで認識していなくてはならないことは，個々の症例の病態を十分に把握し，チームで判断・検討しながら，可及的速やかに離床を図ることであると考えられる．

脳卒中診療におけるERでの理学療法士の役割とは

ERにおける対象疾患は，心停止後症候群（PCAS：Post Cardiac Arrest Syndrome），頭部外傷（TBI：Traumatic Brain Injury），くも膜下出血（SAH：Subarachnoid Hemorrhage），脳梗塞，けいれん重積，急性脳症，脳出血など多岐にわたる．出血病変あるいは虚血性病変などはニューロンの損傷と死を引き起こすため，外科的治療，血管内治療および血栓溶解療法（t-PA：tissue-Plasminogen Activator）が行われる．治療後は再出血，脳浮腫の増悪による脳ヘルニア所見，頭蓋内圧（ICP：Intra Cranial Pressure）亢進による脳灌流圧（CPP：Cerebral Perfusion Pressure）低下，あるいは脳梗塞，出血性梗塞に注意が必要である．外科的治療後および保存的加療ともに，CPPや血圧などのバイタルサイン管理によって，上記のような二次性脳障害を予防することが重要となる．二次性脳障害を予防するために血圧異常，CPP異常，血糖値異常，電解質異常などの是正が行われながら，治療は進んでいく．そのためERで理学療法士は，最新の患者情報をもとに病態の把握に努める必要があり，理学療法の早期介入に伴うリスクとベネ

フィットを天秤にかけながら合併症を防ぎ，患者の回復の潜在能力を引き出していくことが求められる[10]．

ER での理学療法介入の実際

近年，脳損傷患者に対する早期離床の是非について，議論されている．早期離床がもたらすメリットは，筋骨格系，循環器系，呼吸器系，免疫機構の廃用性変性の予防や，安静臥床に伴う肺炎や尿路感染症などの二次的合併症の予防，神経組織の可塑的再組織化の促進が考えられている[11～13]．

一方，前述のとおり，循環動態が不安定な患者も含め一律に発症後 24 時間以内に離床および集中的介入を行った結果，長期的に身体機能改善の停滞，死亡率の増加を認めた[4]．よって，脳損傷患者は画一的な離床ではなく，個々の症例の病態に応じた離床プログラムの検討が必要であることが示唆される．このことから，患者の病態を把握せずに介入することは，理学療法の効果を期待できないばかりか，患者の二次性脳障害の増悪を助長する可能性もある．そのため，患者の病態に応じた適切な負荷量の検討が重要であり，患者の病態の把握や病態に応じた効率的な理学療法介入を行えるよう，医師，看護師とのリハビリテーション回診を実施し，情報交換を行う必要がある（**図 1**）．その会話例を示す．

被殻出血，血腫除去後 3 日目

パターン①

リハ（理学療法士）：昨日より端座位練習を開始しています．バイタルは安定しており，意識レベルは E3VtM4 くらいです．注視がみられて左上肢の動きもありますが，従命には応じられているか微妙です．

Ns（看護師）：夜は左上肢の動きは活発です．日勤の引継ぎよりも増えているような感じがします．口腔内の唾液貯留が多くて吸引

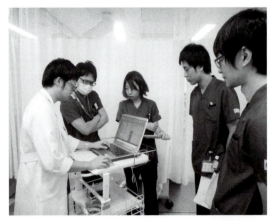

図 1　当院リハビリテーション回診風景

を頻回にする必要がありました．挿管チューブのテープもベタベタに汚れて大変でした．

Dr（医師）：症状の増悪はないし，むしろ良いみたいですね．SBT クリアしているし，抜管できそうだけど，意識がイマイチですね．気切の話も出ていますが．

リハ：もう少し離床時間，リハビリの頻度も上げて覚醒を促せないか試してみます．できれば介助立位練習などを治療プログラムに加えてみましょうか．

Ns：もし今日離床するなら，挿管チューブのテープを止め変えしても良いですか．リハの内容も増えるみたいですし．

リハ：わかりました．時間調整しましょう．

Dr：CT のフォローアップも OK だし，どんどんリハビリしましょう．

パターン②

リハ：昨日，離床は進んでいてベッドサイドで座位，立位練習もできて，意識レベルも E3V3M6 まで改善しています．今後は車いす移乗など進めたいです．

Ns：昨日は何だか活気がなくて傾眠でした．従命には応じられるのですが，吸引後に左上肢のぴくつきもあるようです．痙攣かもしれないので注意が必要ですね．

Dr：誤嚥性肺炎もあって発熱しているし，わかりにくいですね．眼振や共同偏視はない

ようですが，CTのフォローアップは今日ですね．
　Ns：一応，脳波の検査も予定されています．夜勤帯後半は誘因なく左上肢はぴくついていました．気になりますね．
　リハ：ベッド上での介入で様子を見ましょうか．体ドレ中心にするとか．
　Dr：部分発作でバイタルも変わりないし，リハはできるんじゃない．
　Ns：リハ介入するのは検査後のほうが安心ですね．
　リハ：では，検査後にリハしますね．そのときの状況でリハ内容も検討しましょう．

　この回診と情報交換を通じて，患者の病態，治療方針などの確認はもちろん，医師，看護師，理学療法士の三者による患者の介入目標の決定，その日における理学療法介入時間の設定が行われる．当日のスケジュールを確認し，理学療法介入時間をあらかじめ設定することで，検査，処置などが流動的に行われるERにおいて，効率的な理学療法介入が多職種連携により可能となる．

　実際に，理学療法士がERにおける脳傷害患者の介入にあたり，把握しておくべき情報を述べる．まず，ERでの脳損傷患者における治療目標は一次性脳傷害の改善ではなく，その後の脳浮腫，再出血，脳血管攣縮による脳虚血などによる二次性脳傷害を防ぐことである．すなわち，障害された脳組織といまだ障害されていない脳組織の両方の酸素需要を満たすために適切な酸素供給を行うことを考慮する必要がある．具体的には，脳組織の低灌流，痙攣，高体温などに伴う相対的な脳組織の低酸素状態，電解質および酸塩基平衡異常などが原因としてよくERで遭遇する．脳損傷患者の離床に際しては，運動療法に伴って二次性脳傷害が増悪しないことが重要である．そのため，ICP亢進およびCPP低下に注意しながら離床を図ることが求められる．

CPPは，平均動脈圧（MAP：Mean Arterial Pressure）とICPの差であり，正常の圧は60〜100 mmHgである．脳血流自己調節機能が破綻してしまう脳損傷患者では，脳血流量が血圧に依存するとされる．このため，離床に際して血圧変動はもちろん，この変動に伴う意識状態の変化について注意深いモニタリングが必要である．

　これらを踏まえ，理学療法介入の際には，低酸素血症と血圧の変動には注意が必要であり，理学療法介入の際にこれらの情報が重要となる．循環動態が不安定なために離床が困難である場合には，体位ドレナージや排痰援助で気道クリアランスの確保を図り，肺炎に伴う低酸素血症を予防することも重要である（図2）．表1，2に当院で定めている離床基準および中止基準を示す．この基準にあてはまらない患者に関しては，医師と協議し介入方法の検討を個別に行う必要がある．

　ERにおける脳損傷患者の理学療法介入では，意識障害の改善が重要である．覚醒状態の低下による不顕性誤嚥リスクの増大，不活動に伴う深部静脈血栓症，褥瘡形成などのリスクが高まるとともに，使用依存的に促進される神経組織の可塑的変化においても，能動的な活動の低下が長期的な機能回復に影響することも考えられる．意識障害の改善には，体性感覚および特殊感覚入力が有効であると考えられ，これらの感覚情報入力が上行性脳幹網様体賦活系に作用し，精神機能，運動機能の反応を誘発すると考えられている（図3）．さらにわれわれが受容する感覚情報は，覚醒状態，情動状態，そして認知などの精神活動に影響を及ぼすだけでなく，脊髄反射，パターン運動，情動行動，そして，随意的行動などの運動を誘発する[14〜16]．これらの理論的背景から，ERにおける理学療法士は二次的合併症の予防に努めながら，可及的早期に積極的な理学療法を展開する必要がある．

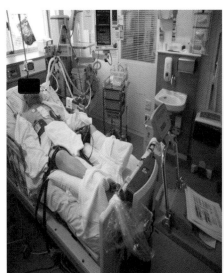
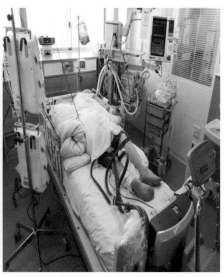

図2 低体温療法中のPCAS患者
床上安静のため，体位ドレナージを施行．

表1 脳血管疾患患者に対する離床基準

一般原則	入院後神経症状の増悪がなく，運動禁忌の心疾患のない場合に離床を開始する．
脳梗塞	＊離床時の収縮期血圧：〜200 mmHgとする． 1）アテローム血栓性脳梗塞：MRI/MRAにて主幹動脈の閉塞ないし狭窄が確認された場合，神経症状の変動に注意しながら離床を開始する． 2）ラクナ梗塞：入院日より離床開始する． 3）心原性脳梗塞：心不全徴候がなければ離床開始する．経過中には出血性梗塞の発現や再発の徴候に注意する． 4）その他（まだ原因不明な場合を含む）：上記の一般原則に準ずる．
脳出血	発症から24時間はCTにて血腫の増大と水頭症の発現をチェックし，それがみられなければ離床開始する．発症24時間以内，特に静注降圧薬を使用している場合は血圧に注意が必要である． ＊離床時の収縮期血圧：〜160 mmHgとする．
くも膜下出血	基本的には，脳出血の血圧指示に準ずる． spasm期に神経学的徴候が出現している場合は離床しない．無症候性の場合離床を考慮するが，収縮期血圧が100 mmHgの場合は離床しない．
血圧管理	基本的には主治医の指示に従う． ＊安静時の収縮期血圧が80 mmHg以下． 　安静時の収縮期血圧が200 mmHg以上または拡張期血圧120 mmHg以上．
脈拍	安静時の心拍数が，50回/分以下または120回/分以上の場合は離床を避ける．
その他	安静時より危険な不整脈が出現している場合は離床を避ける．また，運動時に危険な不整脈が出現した場合は運動を中止する． (Lownの分類4B以上の心室性期外収縮，ショートラン，R on T，モービッツ2型ブロック，完全房室ブロック)

以下の病型，病巣では，離床を個別に検討する．
①内頸動脈閉塞・狭窄，②脳底動脈血栓症，③橋出血，④水頭症，⑤脳動脈瘤，⑥脳動脈奇形，⑦低酸素脳症，⑧重度感染症，⑨血圧管理困難な症例，⑩血腫増悪例，⑪出血性梗塞，⑫肺塞栓症，⑬バイタル増悪例，⑭抗凝固薬内服例，⑮血小板減少例

表2 脳血管疾患患者に対する中止基準

リハビリテーションを実施しない基準	1. 安静時脈拍 50/分以下あるいは 120/分以上 2. 安静時収縮期血圧 80 mmHg 以下または 200 mmHg 以上 3. 安静時拡張期血圧 120 mmHg 以上 4. 動悸，息切れ，胸痛などの胸部症状がある場合 5. めまい，冷汗，嘔気などがある場合 6. 安静時体温 38 度以上 7. 安静時（SpO2）が 90%以下
途中でリハビリテーションを中止する基準	1. 中等度以上の呼吸困難，めまい，嘔気，狭心痛，頭痛，強い疲労感などが出現した場合 2. 脈拍が 140/分を超えた場合 3. 運動時収縮期血圧 40 mmHg 以上，または拡張期血圧が 20 mmHg 以上上昇した場合 4. 頻呼吸（30 回/分以上），息切れが出現した場合 5. 運動により不整脈が増加した場合 6. 徐脈が出現した場合 7. 意識状態の悪化
途中でリハビリテーションを一時休止する基準（回復後再開可能）	1. 脈拍が運動前の 30%以上上昇した場合 　ただし，2 分間の安静で 10%以下に戻らないときは以後のリハビリテーションを中止か，きわめて軽作業のものに切り替える 2. 脈拍が 120/分を超えた場合 3. 1 分間 10 回以上の期外収縮が出現した場合 4. 軽い動悸，息切れが出現した場合

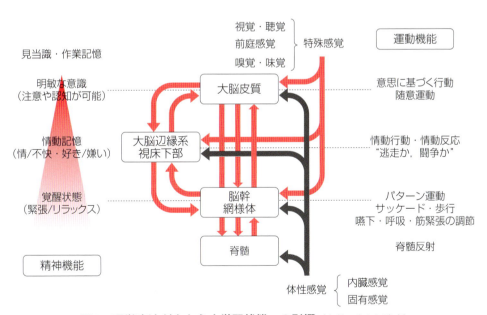

図3 理学療法がもたらす覚醒状態への影響（文献 15）より改変）

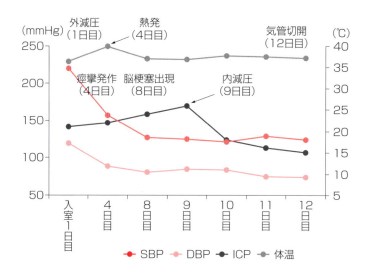

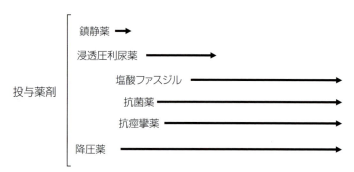

図4 ERにおける離床困難な脳障害患者の症状変化および薬剤投与例

今後の展望

ERにおける患者を取り巻く状況は流動的である（**図4**）．また，医師，看護師，理学療法士など，専門職がそれぞれの専門知識を駆使して患者に介入する．理学療法士が他専門職と協働し，より良い理学療法介入を実践するためには，他専門職と共通の理解，共通の言語を駆使する必要がある．医師，看護師とのコミュニケーションのためには病態の把握はもちろん，ドレーン類と浸透圧利尿剤，低体温療法，バルビツレート療法，過換気療法などによるICP管理や，鎮静管理，降圧薬による再出血と脳浮腫予防，それらを評価する各種モニターや，ラインの取り扱いなどに関する知識が多岐にわたり求められる．ERには理学療法の知識のみで業務が行える環境は存在しない．

ERにおける理学療法士は，積極的に医師とコミュニケーションを図る．理学療法介入を行ううえでのリスク，安静指示の確認が主であるが，理学療法介入時のバイタルサインの変動などのアセスメント結果を踏まえて，積極的なADLの拡大をコンサルトすることもある．ERにおける理学療法士は治療との狭間で，運動に関する専門家として医師と協議し，常に患者にとって最良の方法を模索する姿勢が必要である．さらに，ER以降の患者予後を見据えて，ソーシャルワーカー，管理栄養士，作業療法士，言語聴覚士などによって構成されるチームの一員として，自身の専門知識を駆使しながら，他専門職と協働する必要もある[17]．

発症直後の患者は，治療管理上，座位，歩

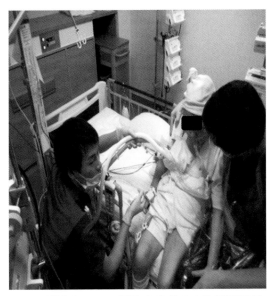

図5 脳室ドレーン挿入中患者の座位練習風景

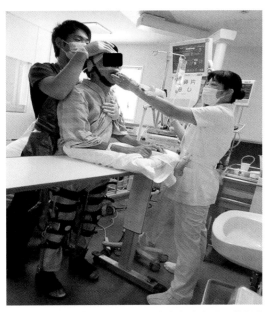

図6 急性硬膜外血腫　血腫除去術および外減圧術後
人工呼吸器挿管患者の立位練習風景.

行などの積極的な理学療法介入が困難であったり，重度意識障害を呈することで自身による体動が困難であったりする．二次的脳障害を予防するために，医師・看護師と緊密に協働することはもちろんであるが，安静臥床や医原性に起こりうる肺炎，尿路感染症，深部静脈血栓症などの二次的合併症[8,17,18]の予防が理学療法士の役割として重要である．特に肺炎は最たる二次的合併症であり，人工呼吸器関連肺炎（VAP：Ventilator-Associated Pneumonia）はもちろん，脳障害患者では誤嚥性肺炎が高頻度に発生する[19,20]．二次的合併症の発症によって，在院日数が延長してしまうことはもちろん，その後の機能回復に影響を及ぼすことも報告されており，急性期にこれらを予防することは非常に重要である[19]．また，前述のような安静臥床を強いられる患者は，二次的合併症を発症するリスクが高いことから，可及的速やかに活動量を上げることが重要である．

このことから，自身にて体動が困難であればあるほど，理学療法介入が必要であると考えられる．そして，一日定期の理学療法介入ではなく，可能であれば複数回の介入が二次的合併症の予防に効果的である．二次的合併症を予防しつつ，その後のスムーズな理学療法介入を達成するためには，発症直後のERでの理学療法介入こそ積極的に行われるべきである（図5, 6）．さらに，ERにおける理学療法は，回復期リハ病院へ転院するまでの橋渡しではなく，長期予後を左右する極めて重要な時期であることを再認識すべきである．

また，理学療法士は専門的知識を生かして，呼吸介助および関節可動域練習の方法，排痰のための体位管理，ポジショニング，移乗方法などの看護師への指導も重要な役割になると考えられる．理学療法介入時間以外に患者の活動量が増加できるように看護師と関わっていくことも必要である．

ERにおいて理学療法は患者のADLを改善させることができる手段であり，医師，看護師に有効な手段であることを理解され，その専門性を発揮するためには，他専門職の理解に努め，共通の理解，共通の言語を身につけ，積極的に介入していく必要がある．

Conclusion

　ランダム化比較試験により，一律の早期リハビリテーション介入は否定された．しかし，一定の効果があり，どういった症例に対して早期にリハビリテーション介入するのが効果的か明らかにすることが，今後の検討課題である．そのためには，セラピストも病態を把握し，医師や看護師などの各職種と綿密に連携し，情報共有を図り，慎重かつ積極的にリハビリテーション介入を行っていく．

文　献

1) 神戸市立医療センター中央市民病院救命救急センター（編著）：Pitfall と Surviving Point がひとめでわかる神戸 ER 型救急マニュアル．メディカ出版，2009，pp5-6
2) 橋本信夫（監），清水宏明（編）：脳血管障害の急性期マネジメント―脳神経外科診療プラクティス．文光堂，2014，pp52-60
3) 樫山鉄矢，他（編）：ER 実践ハンドブック―現場で活きる初期対応の手順と判断の指針．羊土社，2015，pp474-492
4) AVERT Trial Collaboration group：Efficacy and safety of very early mobilisation within 24 h of stroke onset（AVERT）：a randomised controlled trial. *Lancet* **386**：46-55, 2015
5) Bernhardt J, et al：Prespecified dose-response analysis for A Very Early Rehabilitation Trial（AVERT）. *Neurology* **86**：2138-2145, 2016
6) Langhorne P, et al：Early supported discharge services for stroke patients：a meta-analysis of individual patients' data. *Lancet* **365**：501-506, 2005
7) Centers for Disease Control and Prevention：Guidelines for prevention of catheter-associated urinary tract infections：CDC Guidelines 2009. http://www.ac.cdc.gov/hicpac/cauti/001_.html.（Accessed July 30, 2016）
8) Kelly J, et al：Venous thromboembolism after acute stroke. *Stroke* **32**：262-267, 2001
9) Sheppard L, et al：Economic Evaluation Plan（EEP）for A Very Early Rehabilitation Trial（AVERT）：An international trial to compare the costs and cost-effectiveness of commencing out of bed standing and walking training（very early mobilization）within 24h of stroke onset with usual stroke care. *Int J Stroke* **11**：492-494, 2016
10) 曽根政富：随意運動を促進するための運動療法．吉尾雅春（編）：脳損傷の理学療法 1―超早期から急性期のリハビリテーション（理学療法 MOOK 1）．三輪書店，1998，pp80-82
11) Govan L, et al：Does the prevention of complications explain the survival benefit of organized inpatient（stroke unit）care？：further analysis of a systematic review. *Stroke* **38**：2536-2540, 2007
12) Arya K, et al：Movement therapy induced neural reorganization and motor recovery in stroke：a review. *J Bodyw Mov Ther* **15**：528-537, 2011
13) Arnold SM, et al：Very early mobilization in stroke patients treated with intravenous recombinant tissue plasminogen activator. *J Stroke Cerebrovasc Dis* **24**：1168-1173, 2015
14) Moruzzi G, et al：Brain stem reticular formation and activation of the EEG. *Electroencephalogr Clin Neurophysiol* **1**：455-473, 1949
15) 高草木　薫：脳の可塑性と理学療法．理学療法学 **37**：575-582, 2010
16) Fuller PM, et al：Reassessment of the structural basis of the ascending arousal system. *J Comp Neurol* **519**：933-956, 2011
17) Affleck AT, et al：Providing occupational therapy in an intensive care unit. *Am J Occup Ther* **40**：323-332, 1986
18) Brocklehurst JC, et al：Incidence and correlates of incontinence in stroke patients. *J Am Geriatr Soc* **33**：540-542, 1985
19) Langhorne P, et al：Medical complications after stroke：a multicenter study. *Stroke* **31**：1223-1229, 2000
20) Kasuya Y, et al：Ventilator-associated pneumonia in critically ill stroke patients：frequency, risk factors, and outcomes. *J Crit Care* **26**：273-279, 2011

2 脳卒中ユニットにおける理学療法①――早期離床

小林雅之[*1]　関谷俊一[*1]　鵜飼正二[*1]

Key Questions

1. 急性期における早期離床の意義とは
2. 早期離床基準とは
3. 早期離床の実践例

はじめに

近年，わが国における脳卒中診療は大きく変化してきた．2005年には脳梗塞に対する血栓溶解薬rt-PA静注療法が保険認可され，脳卒中の急性期治療の重要性が広く認知されるようになった．2006年度の診療報酬改定では「脳卒中ケアユニット入院医療管理料」が新設され，その施設基準の中には「専任の理学療法士または作業療法士を1人以上配置すること」と明記されていることから，急性期治療と並行してリハビリテーション（以下，リハ）を進めていくことが求められてきていることが分かる．また2004年に『脳卒中治療ガイドライン』が刊行されて以降，2009年，2015年と改訂が行われてきたが，急性期からリハを開始することの重要性は一貫して示されており，今日では脳卒中の急性期リハは一般的なものになってきている．

このように，脳卒中急性期治療の普及や血管内治療技術の発展，急性期リハの確立によって，現在では脳卒中による死亡率は減少傾向にある．しかし，介護が必要となった主な原因としては，脳卒中は依然最も多い疾患となっており[1)]，脳卒中のリハは急性期から生活期にかけて継続的な関わりが重要となる．また近年の医療情勢においては医療機関の機能分化が促進され，急性期病院では平均在院日数の短縮化が求められ，脳卒中の急性期リハはこれまで以上に効率的な内容が必要となってきている．

本稿では，脳卒中の急性期における早期離床の意義についてまとめ，臨床での介入方法などその実際について述べていく．

急性期における早期離床の意義

1. 急性期における脳卒中診療システム

脳卒中の診療体制において，脳卒中専門病棟（SU：Stroke Unit）で専門的知識と治療経験を有した学際的チームが治療とリハを並行して提供することが推奨され，1990年以降欧州を中心にSUの有効性を示す報告が多く発表されている[2〜11)]（**表1**）．SUの特徴として，

[*1] Masayuki Kobayashi, Shunich Sekiya, Shouji Ugai／社会医療法人財団慈泉会相澤病院脳卒中・脳神経リハセンター

表1　一般病棟と比較したStroke Unitの効果

			一般病棟	SU	
自宅復帰率	Indredavik Bら（1999年）	自宅復帰率	36.4%	59.8%	（p=0.0003）
	Indredavik Bら（1991年）	発症6週後自宅復帰率	32.7%	56.4%	（p=0.0004）
		発症52週後自宅復帰率	44.6%	62.7%	（p=0.002）
	Stroke unit Trialists' Collaboration（1997年）	SUにおいて自宅退院の可能性が1.4倍高い			
	Indredavik Bら（1997年）	発症5年後自宅生活者	18.2%	34.5%	（p=0.006）
施設入所率	Indredavik Bら（1991年）	発症6週後施設入所率	50.0%	36.3%	（p=0.02）
		発症52週後施設入所率	22.7%	12.7%	（p=0.016）
死亡リスク	Indredavik Bら（1991年）	発症6週後死亡率	17.3%	7.3%	（p=0.027）
		発症52週後死亡率	32.7%	24.6%	N.S
	Langhorneら（1993年）	SUが発症後3カ月以内の死亡リスクを28%低下，1年以内の死亡リスクを21%低下			
	Stroke unit Trialists' Collaboration（1997年）	SUが発症1年以内の死亡リスクを20%低下			
	Joergensen HSら（1999年）	SUが発症1年以内の死亡リスクを40%低下			
	Stroke unit Trialists' Collaboration（2000年）	SUが発症1年以内の死亡リスクを17%低下			
入院期間	Indredavik Bら（1991年）	発症6週後Barthel Index	65.8%	79.7%	（p=0.0014）
		発症52週後Barthel Index	72.4%	84.7%	（p=0.001）
	Indredavik Bら（1998年）	SUで発症5年後のADL・QOLが高い			
	Joergensen HSら（1995年）	SUは一般病棟より30%短縮			

次のことが必要なエッセンスとされている[12]．

①多職種〔医師，看護師，理学療法士（PT），作業療法士（OT），言語聴覚士（ST），医療ソーシャルワーカー（MSW）〕が連携すること．

②多職種連携の担保（少なくとも週1回以上のカンファレンスやミーティング，専門性を高めるための教育，トレーニングなどのシステムウェアの整備）．

③脳卒中を専門に扱うスタッフによって構成されている．

④早期管理として早期からの安静解除，尿道カテーテルの回避や高血圧，感染症疑いへの対応．

⑤専門職に加え，患者，家族（介護者）もリハに参加する．

⑥標準化された評価と系統的観察や看護師のリハへの関わり．

わが国においては，SUとは別に脳卒中急性期の治療とリスク管理下でのリハを提供する脳卒中ケアユニット（SCU：Stroke Care Unit）がある．SCUは心臓冠動脈疾患集中治療室などの集中治療室（ICU：Intensive Care Unit）をモデルとした急性期治療に重点をおいた脳卒中ICUである．その効果としては，SUと比較し①3カ月後の生命予後が良いこと，②在院日数の短縮が図れることがあり，その要因としては入院後48時間の集中的なモニタリングが死亡率を低下[12]させていると考えられている．このような環境の中で，早期離床とチームアプローチを行うことが脳卒中急性期リハの効果を向上させるためには必要な因子であると考える．

2．早期離床の目的

脳卒中発症後のリハの主な役割としては，ADLの改善を図り，患者の早期自立支援や

自宅・社会復帰を目指すことであるが、急性期における早期離床の目的は①廃用症候群の予防、②合併症の予防、③運動機能の回復が挙げられる。「急性期」という期間については、疾患の病型や患者の病態によっても異なることから具体的には定義されていないが、周術期の管理や初期治療として行われる点滴加療、持続モニタリングなどを必要とする時期ではこれらの目的を念頭に置き、治療と並行して離床を開始することが重要である。

1) 廃用症候群の予防

『脳卒中治療ガイドライン 2015』[13]の「急性期リハビリテーション」の項目では、「廃用症候群を予防し、早期のADL向上と社会復帰を図るために、十分なリスク管理のもとにできる限り発症後早期から積極的なリハビリテーションを行うこと」がグレードAとして推奨されている。極度な安静による身体・精神機能低下はさまざまで、不動による関節可動域制限や筋力低下、骨萎縮、局所的には圧迫・血行障害による褥瘡などが生じる。また、全身的な変化として静脈還流量の低下による心肺機能低下、姿勢血圧調整機能低下や自律神経機能低下などがある[14]。特に脳卒中患者においては不動（immobilization）と不使用が強いられることで、麻痺肢では発症後6時間にタンパク合成の減少が始まり2次的に痙縮を増悪させることが報告されている[15]。また、それに続いて生じる中枢性の廃用 central disuse（学習された不使用：learned nonuse による皮質運動野の縮小など）があり[16]、急性期における廃用症候群の予防はその後の機能改善に与える影響が大きく、十分な管理が必要となる。

2) 合併症の予防

合併症の併発は、その後の生命的・機能的な予後に影響を与える。脳卒中患者においては、高血糖は脳梗塞の増悪因子であること[17]、発熱はどのような脳疾患においても予後を有意に悪化させると報告されており[18]、介入時には他職種と連携し十分なコントロールが必要である。また、深部静脈血栓症や誤嚥性肺炎も脳卒中の合併症として報告が多いものであり、これらについては早期離床により防ぐことが可能であると考える。

3) 運動機能の回復と脳の可塑性

血管病変や外傷などで脳が損傷をきたすと、病巣に関連した機能障害が生じる。機能障害後、脳は常に機能的あるいは構造的な変化をきたすことがわかってきている。この変化を可塑性といい、脳卒中における回復メカニズムの重要な因子である[19]。

脳の局所的な変化として、脳卒中急性期には脳浮腫の改善、虚血性ペナンブラの改善、ディアスキシスが損傷後数日から数カ月の時期に起こる[20]。そのため、早期離床を行う際には、これらの改善を阻害しないよう血圧や脈拍といった循環動態の厳重な管理が必要となる。また近年、脳卒中後の神経細胞の可塑性が次第に明らかとなってきており[21]、その効果がリハ開始時期に依存している時間依存性（time dependent）も報告され[22,23]、リハの開始時期によりその後の神経組織の回復の可能性を左右することが示唆されている。Swayne ら[24]は、残存皮質脊髄路の興奮性は発症後3カ月まで消失していくと報告されており、急性期では残存している皮質脊髄路の興奮性を向上させていくことが良好な機能予後につながるものと考えられている[25]。そのためには、早期に離床を含めたリハプログラムを立案し、随意運動や適切な感覚入力を促進していくことが重要となる。

早期離床基準

「早期」の定義として3日以内とする[26]説もあるが、早期離床の時期については施設ごとにも相違があり必ずしも明確ではない。

Indredavikら[2]は24時間以内にすべての患者を離床させることを原則とし，これにより自宅退院率の増加を認めたとしている．また2012年のDiserensら[27]の報告では，脳梗塞患者を早期離床（発症52時間以内）させた群と7日後に離床させた安静群を比較したところ，早期離床群では8%に，安静群では47%に重篤な合併症が生じ，早期離床群のほうが有意に合併症の発生が少なかった．また，3カ月後に経頭蓋内超音波ドップラー法で計測した脳血流量に差はなく，早期離床による新たな脳へのダメージが生じていないことを報告している．しかし，オーストラリアを中心に24時間以内の離床の効果について検討したAVERT（A Very Early Rehabilitation Trial）の2015年の大規模研究では，発症24時間以内の離床は3カ月後の予後を悪化させる[28]と結論付けている．

これらのことから，脳卒中における早期離床の効果は多くの文献で報告されており，その必要性はエビデンスとしても記されているが，その時期については明確ではなく，疾患の病型や患者の重症度・病態を十分考慮し，個別に検討することが必要であると考えられる．下記には，当院で用いている病型別の離床開始基準について述べていく．

1．脳梗塞の離床開始基準

脳梗塞は臨床的カテゴリー別に①ラクナ梗塞，②アテローム血栓性脳梗塞，③心原性脳塞栓症，④分類不能に分類される．各々発生機序や原因が異なるため，病型別の特徴を知り，リスク管理に努める．

1）ラクナ梗塞

ラクナ梗塞とは単一の穿通枝動脈領域の梗塞を意味し，画像所見で長径15 mm未満の小梗塞を認めるが，梗塞が小さく明らかでない場合もある．発症初日より離床が開始となるが，進行的に症状が悪化することがあるため，経時的な評価を行うことが必要である．また病型分類上ラクナ梗塞とは異なるが，同様に穿通枝動脈の病変で15 mm以上の脳梗塞となるBAD（Branch Atheromatous Disease）がある．発症後神経症状が悪化することの多い病態であり判別が重要となる．また脳幹部のBADは，脳血管の走行上，穿通枝に沿って腹側から背側にかけての細長い病巣を形成する．BADの場合，離床のタイミングは担当医との協議が必要となる．

2）アテローム血栓性脳梗塞

頭蓋内・外の主幹動脈のアテローム硬化を基盤とする脳梗塞である．アテローム血栓性脳梗塞の離床時期については，血管病変によって異なる．当院においては，椎骨–脳底動脈以外の病変では24時間の床上安静後に離床を開始する．図1に当院の離床開始基準を示す．椎骨–脳底動脈の閉塞または狭窄が残存している症例では，生命維持に関与している脳幹の血液循環を担っているため，離床時期については発症72時間神経症状の悪化がないことを確認して離床を行う．また主幹動脈の狭窄や閉塞の場合では，拡散強調画像（DWI：Diffusion Weighted Image）と灌流強調画像（PWI：Perfusion Weighted Image）のDWI-PWI mismatchの存在を考慮する必要があり，離床や運動負荷による血圧変動によって，これらの部分に梗塞巣の拡大を引き起こさないように厳重なリスク管理が求められる．また脳梗塞急性期に，神経症状の増悪が予測される因子は，①内頸動脈閉塞，②中大脳動脈（M1）閉塞，③境界域梗塞，④脳幹梗塞，⑤糖尿病の合併であり，神経症状の増悪を予見する独立した予後因子であるとの報告がある[29]．

3）心原性脳塞栓症

心臓内（特に左房）に形成された血栓による脳塞栓，あるいはシャント性心疾患（卵円孔開孔など）を介する静脈・右心系からの奇

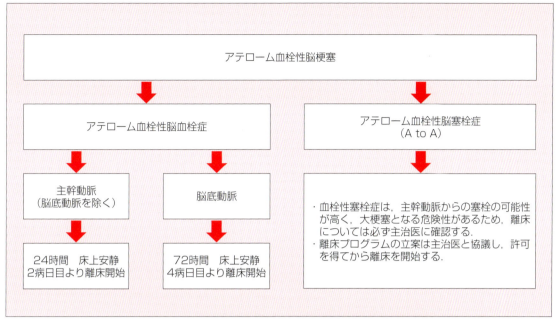

図1　当院におけるアテローム血栓性脳梗塞の離床開始基準
A to A：artery to artery embolism

異性塞栓を心原性脳塞栓症という．心原性脳塞栓症には，次のような特徴がある[30]．

①側副血行路の発達が不十分であるため，灌流領域に一致した境界明瞭な梗塞となる．

②皮質枝を閉塞し，皮質を含んだ梗塞を形成する．

③虚血の程度が強く，脳浮腫となりやすい．

④出血性梗塞となりやすい[30]．

離床時期についても閉塞または狭窄した血管により，梗塞の部位や大きさ，脳浮腫の程度，神経症状が異なるため，主幹動脈ごとに離床時期を検討していく必要がある．また，心房細動などの心疾患を既往しており，抗凝固薬などを使用する症例が多いことから，出血性梗塞に至らないよう，急激な血圧の変動には十分配慮して離床を進める．

2．脳出血の離床開始基準

脳内出血は多くの場合，脳血管，凝固系の異常に基づいて生じるが，なかでも高血圧性脳出血が最も多い．急性期治療では血圧コントロール，止血剤の投与による止血と再出血予防，グリセオール®などの脳循環改善薬による血腫周囲の脳保護が行われる．手術は血腫が大きく，脳ヘルニアなどを認める症例には開頭血腫除去術が行われる．急性期でのリハビリは，身体負荷による血圧上昇に伴う再出血の可能性と血腫周囲の脳浮腫による影響を考慮して離床を行う．血腫の増大は発症6時間以内が多く，血圧コントロール不良な患者，抗凝固薬の内服していた患者は特に注意する[30]．当院では発症後数時間または24時間経過後の脳画像（CT/MRI）にて血腫の増大がないことを確認し，医師と協議したうえで離床を開始する．また各症例で出血原因が異なる場合もあるため，離床前には血圧上限や脳浮腫の程度（圧迫部位と脳ヘルニアの有無）を確認することも重要である．

3．くも膜下出血の離床開始基準

くも膜下出血とは頭蓋内のくも膜下腔（くも膜と脳表との間の脳脊髄腔）への出血を表

す総称である．原因は外傷性と非外傷性に大別されるが，非外傷性のくも膜下出血の原因として脳動脈瘤の破裂が最も多い（70〜80％）[30]．治療法として開頭脳動脈瘤クリッピング術あるいは血管内治療（コイル塞栓術）が行われ，術式に応じた離床プログラムを立案する．

くも膜下出血の急性期では脳神経外科的な安静・安全管理（脳室・脳槽ドレナージ）などが優先され，離床時期が遅れる場合が多いが，当院では脳槽灌流を行っていない場合や術後翌日の画像所見（CT）にて再出血や血腫の増大がない場合は離床を開始している．脳槽ドレーンやスパイナルドレーン，点滴・膀胱留置カテーテルなどのルート類が多いため，必要に応じてルート管理を看護師に依頼する．離床する場合はドレーンのクランプ（遮断）時間や血圧上限・下限について事前に確認しておく．

また，くも膜下出血では発症4〜14病日に脳血管攣縮を生じやすい．2〜4週持続し，徐々に回復するが，重症な場合は脳梗塞に至る場合も少なくない[31]．脳血管攣縮には頭痛や食欲不振，不穏などの症状が出現しやすいため，症状の有無や変化を確認することが重要である．重症例では正常圧水頭症や交感神経緊張に伴い心肺合併症もきたしやすいため，画像所見だけではなく，胸部X線，血液検査や心エコーなどの所見から全身状態を把握し，離床を進める．

早期離床の実際例

1．離床開始前の情報収集

離床を開始する前に，患者を把握するための情報収集が必要となる．脳血管疾患は虚血や出血に基づく局所性脳機能障害であるが，合併症も多く全身状態を評価しておく必要がある．情報収集としては①画像診断と病型分類，②急性期治療，③全身状態（炎症値，脱水，栄養状態などの血液検査値と心エコーなどの各種検査を確認），④安静度，⑤併存疾患と合併症，⑥社会的背景と環境について把握する（表2）[32]．病状が不安定で神経症状や意識障害に変化がみられる患者は，医師と個別にリハ実施の可否，リスク管理について協議する．

2．症例提示

<診断名>アテローム血栓性脳梗塞．70歳代，男性．

<現病歴>自宅内で倒れているのを家族が発見．右麻痺・共同偏視を認め，当院に緊急搬送．

<既往歴>アルコール性肝障害，リウマチ．

<病前ADL>全自立　屋外も1本杖歩行自立．

<画像所見>（図2）

①MRI：左前頭葉に低吸収域あり．

②MRA：左中大脳動脈の上行枝の閉塞．

<初回離床時の注意点>

・発症24時間以内の神経症状（意識障害・運動麻痺など）の悪化がないこと．

・出血性梗塞へ移行する可能性があるため，血圧の急激な変動に注意し，血圧上限・下限について確認すること．

・下肢深部静脈血栓症（DVT：Deep Vein Thrombosis）徴候の有無について確認すること．

・画像上では右麻痺・意識障害・高次脳機能障害の出現が予測されるため，運動麻痺の評価に加え，コミュニケーションや右側への注意などに配慮し離床を行う．

・ルート類（モニター・点滴）のトラブルを防ぐため，看護師と協議し，協力して初回離床を行う．

・離床中は持続モニター管理下で循環動態に注意する．

表2 情報収集一覧

情報	項目	根拠と理由
1．画像診断と病型分類	①臨床病型 ②責任病巣 ③閉塞・狭窄血管部位 ④動脈瘤	病型分類，責任血管病変を確認し，離床基準と照らし合わせて離床時期を検討，神経症候進行の可能性や重症度，障害像を予測する
2．急性期治療	（1）脳梗塞 ①抗凝固療法・血栓溶解療法 ②脳血行再建術・血管内治療	血圧低下は梗塞巣の虚血を助長してしまう．血栓症の再開通後やバイパス術後では急激な血圧上昇で過灌流症候群による出血を起こしやすい 術創部の皮下血腫の発生に注意
	（2）脳出血 ①手術 or 保存 ②術式 ③脳室・脳槽ドレーン	血圧上昇による再出血と急性水頭症に注意 術後リハではドレーン管理も必要となる
	（3）くも膜下出血 ①手術 or 保存 ②術式 ③脳室・脳槽ドレーン・スパイナルドレーン ④血管攣縮の有無 ⑤水頭症の有無	血圧上昇による再出血 脳血管攣縮では血圧低下による脳虚血症状のリスクがあり十分な血圧管理が必要 ドレーン留置が長く，離床時のドレーントラブルに注意 水頭症の合併は意識障害の遷延化や認知機能，失禁，歩行障害に影響を及ぼし，理学療法の進行の阻害因子の一つに挙げられる
3．全身状態	①血圧 ②心拍（脈拍） ③酸素飽和度 ④体温 ⑤心機能 ⑥心電図 ⑦その他：栄養状態・尿量・水分・血糖・電解質	既往疾患に加え，発症後は循環動態が不安定となりやすく，血圧，脈拍，呼吸，体温の管理（経時的変化と内服薬）は重要となる．さらに深く追求する場合は心機能や検査データをみることで現状を包括的に把握できる 神経脱落症候の進行や再発のリスク管理，効率的に理学療法が進められるかの指標としても使用できる
4．安静度	①離床時期 ②活動量	病棟看護師が管理する安静度と，リスク管理下でのリハ施行時の活動レベルでは設定が異なることがある 病型別，責任血管により離床時期が異なる
5．併存疾患と合併症	①心疾患	高齢者では不整脈を有することが多く，必要に応じて心電図（ECG）モニター管理下でのリハを検討する．冠動脈病変が脳梗塞患者の約60％に認められる．リハ中は胸部症状の出現に常に注意をはらう必要がある
	②呼吸器疾患	床上安静の場合，機能的残気量の減少により，酸素化が極端に悪くなる．さらに横隔膜運動を阻害し，換気効率の低下，下側肺障害の合併を招く恐れがある 嚥下機能障害を背景に誤嚥性肺炎を発症することが多い
	③糖尿病	血糖コントロールはできているか確認する（高血糖 or 低血糖）．糖尿病性の網膜症・腎障害・ニューロパチーの有無も確認する．糖尿病性ニューロパチーや糖尿病性ミオパチーの合併はリハ遂行上注意を要する．自律神経障害により起立性低血圧を呈することもあるので注意する．動脈硬化による再発のリスクが高いため，インスリン感受性の改善にも適切な運動処方を指導すべきである．脳卒中急性期には耐糖能の低下や高張液投与のために高血糖・高浸透圧性昏睡をきたすことがある
	④深部静脈血栓症（DVT）	肺血栓塞栓症はリハ実施における最大のリスクともいわれ，予防のための評価・情報収集が必要となる．発症から安静期間も影響する DVT は脳卒中発症後 2〜7 日に最も発生しやすい．肺塞栓症の原因としての重要性が大きい．症状は，下肢の腫脹，熱感，圧痛，発赤が主．重度麻痺，左麻痺に発生しやすく，心房細動，長期臥床もリスクファクターであるため，DVT の存在，徴候を確認する必要がある
	⑤せん妄・抑うつ状態（脳卒中後うつ病：post stroke depression）	脳卒中患者の初回評価で約 25〜33％がうつ傾向 活動量減少による廃用症候群の進行，訓練が進まないことによる機能回復の遅れなど予後に与える悪影響も大きい
	⑥尿路感染症	熱発の原因となるため確認を要する 神経因性膀胱による残尿と留置カテーテルにより尿路感染症が生じやすい 尿道留置カテーテルの早期抜去と離床が重要
6．社会的背景と環境	（1）現病歴 （2）既往歴 （3）病前 ADL ①自立度 ②転倒歴の有無 （4）社会資源 ①介護保険の確定介護度（利用サービス） （5）職業・趣味 ①仕事/活動 （6）家族構成（身体的・心理的・経済的介護力・キーパーソンの把握） （7）家屋環境・自宅周囲の環境	ここで得られる情報は，患者のゴール設定をする際に重要な情報である．単に機能改善を目指すだけではなく，病前の生活状況や家族の介護力などを総合的に評価し，個々の患者の社会的背景を考慮したリハプログラムを立案しなければならない

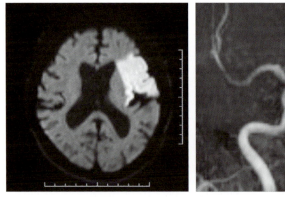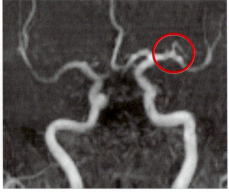

MRI　　　　　　　　　　　MRA
（拡散強調画像）

図2　アテローム血栓性脳梗塞　画像所見

MRI（拡散強調画像）にて左中大脳動脈領域に高信号を認める．MRAでは左M2上行枝の閉塞を認める．

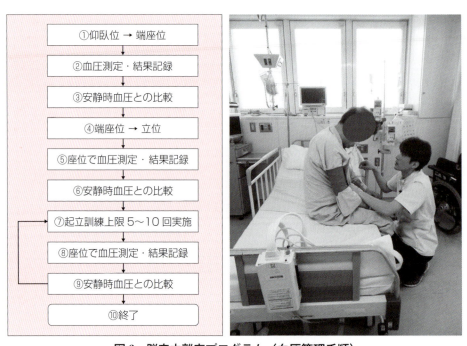

図3　脳卒中離床プログラム（血圧管理手順）

<離床プログラム>
・図1と離床開始基準とを照らし合わせ，発症24時間後より離床開始を計画した．
・収縮期血圧の上限は160 mmHg，下限は安静時収縮期血圧の20％以上低下の指示．
・図3に沿って，循環動態を管理し，離床を行う．
・介助量を確認して，看護師に情報提供する．看護師の介助でも可能であれば，離床を病棟汎化して離床を行っていく．

おわりに

　脳卒中の症状は多岐にわたり，急性期から生活期にかけて継続的なリハが必要となる．急性期リハにおいては，すでにその有用性は多く報告されており，近年ではエビデンスとしても確立されてきている．しかし，早期離床の適切な時期や実際のプログラムについてはさまざまな報告があり，施設ごとに違う現状にある．今後はこれら急性期リハの開始基準や内容を明らかにしていくとともに，早期離床の効果を示していくことが求められる．また，急性期リハは患者が在宅や社会へ復帰し再び生活を送るための治療の一部であることを理解し，各施設内での取り組みだけではなく，回復期や生活期での状態を見据え，地域の中でシームレスかつ連続性のあるリハを提供していくことが望まれる．

Conclusion

　脳卒中の急性期治療は専門的知識と治療経験を有した学際的チームが治療とリハを並行して提供し，発症後可及的早期に開始されることが重要である．またこの時期における早期離床の主な目的としては，①廃用症候群の予防，②合併症の予防，③機能改善の促進が挙げられる．適切な離床開始時期については現在統一された見解はないが，疾患の病型や患者の重症度により個別に検討されることが望まれる．臨床の場面においては，リハセラピストも脳画像や各検査結果から病態を理解し，医師との十分な協議のもと，症例ごとで十分なリスク管理を行い，早期離床を展開していくことが求められる．

文献

1) 厚生労働省「国民生活基礎調査」（平成25年）資料
2) Indredavik B, et al：Treatment in a combined acute and rehabilitation stroke unit：which aspects are most important? *Stroke*　30：917-923, 1999
3) Indredavik B, et al：Benefit of a stroke unit：a randomized controlled trial. *Stroke*　22：1026-1031, 1991
4) Stroke Unit Trialists' Collaboration：How do stroke units improve patient outcomes? A collaborative systematic review of the randomized trials. *Stroke*　28：2139-2144, 1997
5) Indredavik B, et al：Stroke unit treatment：long-term effects. *Stroke*　28：1861-1866, 1997
6) Langhorne P, et al：Do stroke units save lives? *Lancet*　342：395-398, 1993
7) Jørgensen HS, et al：Treatment and rehabilitation on a stroke unit improves 5-year survival. A community-based study. *Stroke*　30：930-933, 1999
8) Stroke Unit Trialists' Collaboration：Organized inpatient (stroke unit) care for stroke. *Cochrane Database Syst Rev* 2002：CD000197
9) Indredavik B, et al：Stroke unit treatment improves long-term quality of life：a randomized controlled trial. *Stroke*　29：895-899, 1998
10) Jørgensen HS, et al：The effect of a stroke unit：reductions in mortality, discharge rate to nursing home, length of hospital stay, and cost. *Stroke*　26：1178-1182, 1995
11) 鵜飼正二，他：脳卒中早期（急性期）の理学療法スタンダード．理学療法ジャーナル　45：777-785, 2011
12) 永谷元基，他：Stroke unitを巡るエビデンス．総合リハ　42：199-204, 2014
13) 日本脳卒中学会脳卒中ガイドライン委員会（編）：脳卒中治療ガイドライン2015，協和企画，2015
14) 栗原正紀：Stroke unitと急性期リハビリテーション．*MB Med Reha*　90：1-8, 2008
15) Gracies JM：Pathophysiology of spastic pareisi：Ⅱ. Emergence of muscle overactivity. *Muscle Nerve*　31：552-571, 2005
16) 大塚　功：理学療法士の役割．*MB Med Reha*　90：25-32, 2008
17) Kamada H, et al：Influence of hyperglycemia on oxidative stress and matrix metalloproteinase-9 activation after focal cerebral ischemia/reperfusion in rats：relation to blood-brain barrier dysfunction. *Stroke*　38：

1044-1049, 2007
18) Greer DM, et al：Impact of fever on outcome in patients with stroke and neurologic injury：a comprehensive meta-analysis. *Stroke* **39**：3029-3035, 2008
19) 森岡　周：脳の可塑性と運動療法．原　寛美，他（編）：脳卒中理学療法の理論と技術．メジカルビュー社，2013，pp394-421
20) Teasell R, et al：Plasticity and reorganization of the brain post stroke. *Top Stroke Rehabil* **12**：11-26, 2005
21) Ward NS, et al：Mechanism underlyning recovery of motor function after stroke. *Arch Neurol* **61**：1844-1848, 2004
22) Biernaskie J, et al：Efficacy of rehabilitative experience declines with time after focal ischemic brain injury. *J Neurosci* **24**：1245-1254, 2004
23) Nodo RJ, et al：Role of adaptive plasticity in recovery of function after damage to motor cortex. *Muscle Nerve* **24**：1000-1019, 2001
24) Swayne OB, et al：Stages of motor output reorganization after hemispheric stroke suggested by longitudinal studies of cortical physiology. *Cerebral Cortex* **18**：1909-1922, 2008
25) 原　寛美：急性期から開始する脳卒中リハビリテーションの理論とリスク管理．原　寛美，他（編）：脳卒中理学療法の理論と技術．メジカルビュー社，2013，pp164-190
26) Diserens K, et al：Early mobilisation after stroke：Review of the literature, *Cerebrovasc Dis* **22**：183-190, 2006
27) Diserens K, et al：Early mobilization out of bed after ischaemic stroke reduces severe complications but not cerebral blood flow：a randomized controlled pilot trial. *Clin Rehabil* **26**：451-459, 2012
28) The AVERT Trial Collaboration group：Efficacy and safety of very early mobilization within 24 h of stroke onset（AVERT）：a randomized controlled trial. *Lacent* **386**：46-55, 2015
29) Weimar C, et al：Neurologic worsening during the acute phase of ischemic stroke. *Arch Neurol* **62**：393-397, 2005
30) 山口武典，岡田　靖（編）：よくわかる脳卒中のすべて．永井書店，2006
31) 島田眞一：脳卒中急性期のリハビリテーション．理学療法兵庫 **14**：25-30, 2008
32) 大塚　功：早期の運動療法．原　寛美，他（編）：脳卒中理学療法の理論と技術．メジカルビュー社，2013，pp338-347

3 脳卒中ユニットにおける理学療法②―リスク管理

山内康太[*1]

> 🔒 **Key Questions**
> 1. 脳卒中急性期に理学療法士が留意すべきリスクとは
> 2. リスクのアセスメントをどのように行うか
> 3. リスクを管理したうえでの心身機能と活動を維持・拡大するための戦略とは

脳卒中急性期に理学療法士が留意すべきリスクとは

　脳卒中急性期におけるリハビリテーションは多くのガイドラインで推奨されているが，定義が乏しく，確固たるエビデンスにより実証されていない[1]．また発症24時間以内に離床を開始するAVERT Ⅲ（A Very Early Rehabilitation Trial Phase Ⅲ）では発症3カ月後における転帰良好例は早期離床群に比べ通常ケア群のほうが有意に多いということが報告された[2]．つまり脳卒中急性期における発症24時間以内の早期離床は危険であるということが示唆され，この大規模な質の高い研究の結果は早期離床を是としてきた流れに警鐘を鳴らすものである．

　脳卒中急性期におけるリハビリテーションは必ずしも安全ではなく，合併症の回避および早期発見，早期治療につなげなければならない．また急性期における合併症の頻度は高く，特徴，発症時期，予後への影響，要因の把握は安全かつ効果的な介入を行うためには必須である．

1．押さえておきたい知識（脳血流自動調節能，ペナンブラ）

　正常では血圧が上下しても平均動脈圧が約60～150 mmHgの範囲内であれば，血管を収縮・拡張させ脳循環を一定に保っており，この機能を脳血流自動調節能という．しかし，脳卒中を発症すると病変部位における自動調節能は破綻するため脳血流は血圧に依存する．そのため，急速な体動に伴う血圧の低下は病変周囲の血流を減少させ，梗塞巣が拡大し，過度に上昇すれば出血や浮腫の悪化が危惧される．

　また脳卒中直後は虚血中心部の血流は高度に低下し，その周囲には血流低下により神経活動は停止しているものの壊死には至っていないペナンブラと呼ばれる領域が存在する．このペナンブラは血流が回復すると神経活動が再開し，機能が回復するが，血流が改善されなければ時間経過とともに梗塞に陥る領域

[*1] Kota Yamauchi／製鉄記念八幡病院リハビリテーション部

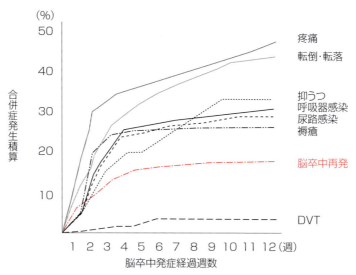

図1 脳卒中再発（文献7)より一部改変)
DVT：深部静脈血栓症

であり，この領域の治療可否が予後に大きく影響する．このペナンブラは理論上3～16時間，ときには48時間存在する[3,4]．また主幹動脈の開通が不完全な場合は，脳血流自動調節能が破綻したままになっており，頭部の位置により脳血流は変化する[5]．つまり，このようなペナンブラが存在する状況下における早期離床は灌流障害の原因となり，症状が悪化する危険性がある．

2．病型の把握

基本的知識として，発症機序による脳血管障害分類（NINDS Ⅲ：National Institute of Neurological Disorder and Stroke Ⅲ）や臨床病型分類を十分に把握しておく必要がある．

脳梗塞は血栓性・血行力学性による発症機序では症状が進行することがある．病型分類では，心原性脳梗塞例はほかの病型に比べ神経症状は重度となり，また血管再開通後における出血性梗塞を起こしやすい．NINDS Ⅲで分類不能とされるBAD（Branch Atheromatous Disease）は，主幹動脈から穿通枝が分岐する部位の粥状硬化性病変を原因とし，梗塞巣が15 mm以上となり，神経症状の増悪の頻度が高いことが特徴である．好発部位は傍橋正中動脈，レンズ核線状体動脈，前脈絡叢動脈などであり，橋腹側，内包と皮質脊髄路が密集する領域が梗塞となるため，わずかな梗塞巣の拡大が重度の神経障害につながる．

脳出血では血腫の拡大，脳浮腫，脳室穿破に伴う急性水頭症を起こすことがある．

くも膜下出血における早期リハビリテーションは研究報告が増加しているが，各施設の判断に委ねられているのが現状である．介入する場合は動脈瘤再破裂予防措置（クリッピング術，コイル塞栓術）が行われた後に開始する．発症4～14日目までは脳血管攣縮の好発時期であり，慎重な介入が必要である．

3．再発・神経症状の増悪

急性期における脳卒中の再発は5～9%[6,7]（図1)[7]．脳梗塞においては神経症状の増悪症例は発症1週以内で11～18%[8,9]と高率に認める．要因に関しては糖尿病の既往，主幹動脈病変，BAD，血管再開通，広範囲脳梗塞，脳浮腫など多岐にわたる[9,10]．

脳出血においては積極的な降圧治療管理によっても血腫の増加は17%，神経症状の増悪

は8％に認める[11]．また，脳出血後における神経症状の増悪の要因を時期別に検討した研究では，発症24時間以内の神経症状の増悪は血腫の拡大，出血量，入院時意識レベルなどが影響しているが，24時間以降の要因では脳浮腫，感染症，発熱や医学的合併症が要因として挙げられており，経過時間により神経症状の増悪要因が異なる[12]．

4．頭蓋内圧亢進・脳浮腫

頭蓋内圧とは頭蓋骨の内圧であり，通常60〜180 mmH$_2$O（5〜13 mmHg）で保たれている．頭蓋内圧は脳実質，脳脊髄液，血液の3因子で規定されており，何らかの病変で割合が変化すると脳圧が変化する．脳卒中では血腫，浮腫，脳脊髄液の吸収障害に伴う水頭症などで頭蓋内圧が亢進する．

脳虚血，脳出血に伴う血腫の圧迫で生じる脳浮腫は脳組織内の水分が異常に増加した状態で，発症72〜96時間にピークを認める[13]．重症例では頭蓋内圧の亢進により致命的な脳ヘルニアの危険性がある．

5．感染症

脳卒中後の感染症は，肺炎17〜22％，尿路感染症24〜28％と高率に認め，院内死亡の独立した因子とされる[6,7]．これらの感染症は臥床が影響するため不動関連性合併症と定義され，予防には早期離床が推奨されており，理学療法士の役割は高い[14]．脳卒中発症24時間のヘッドアップ30°の管理は肺炎の予防効果は乏しく[15]，症例に応じたポジショニングや深呼吸，排痰練習などの呼吸リハビリテーションが必要である[16]．

6．譫　妄

譫妄は認知機能，注意力障害，意識レベルの変調が短期間で発症し，またこれらの症状が変動することが特徴である．脳卒中においては10〜48％と高率に認め，入院期間の延長，院内死亡率への影響が示唆されている[17]．譫妄の評価にはCAM-ICU（The Confusion Assessment Method for the Intensive Care Unit）が有用である[18]．また譫妄の予防には多職種連携が重要であり，譫妄の発症に関連する要因を明確に治療・対応しなければならない．早期離床を含む理学療法は有効であり，重症患者を対象とした研究では発症率・罹病期間を抑制することが証明されている[19]．

7．その他の合併症

観察期間や診断の定義によって発症率は異なるが，心筋梗塞（7％），転倒（22〜29％），疼痛（34〜57％），痙攣（3％），褥瘡（3〜21％），肺塞栓症（1％），深部静脈血栓症（DVT：Deep Venous Thrombosis）（2〜3％），うつ病を含む精神疾患（12〜56％）と報告されている[5,6]．生命を脅かす合併症に対して，回避・予防を考慮した理学療法を実施しなければならない．また脳卒中は血管病変に起因する病態であるため，他科との複合的なアプローチも必要となり，虚血性心疾患，腎不全，閉塞性動脈硬化症，糖尿病などの疾患への理解も必要となる．

リスクのアセスメントをどのように行うか

1．神経症状評価

前述したように脳卒中では神経症状の増悪は高率に認める．微細な変化を見逃さないためには，毎日の評価が重要となる．特に，意識レベル（Japan Coma Scale，Glasgow Coma Scale），運動麻痺（徒手筋力テスト，上肢Barré徴候，Mingazzini徴候），顔面麻痺，構音障害はスクリーニングとして重要である．神経症状の悪化を認めた場合，疑わしい場合は速やかに医師へ相談し精査・加療が行われ

る．

2．血圧

　脳卒中急性期では75％以上の症例において血圧が上昇すると報告されている[20]．また脳卒中急性期では脳血流自動調節能が破綻しており，脳血流は血圧と連動するため，適切な血圧管理が重要となる．

　脳梗塞では虚血によって生じる病態であり，脳灌流圧を高めに保つため合併症がない限り急性期では降圧治療は行われない．脳梗塞では血圧の上昇より体位変換に伴う血圧の低下に注意し実施する．収縮期血圧＞220 mmHg，拡張期血圧＞120 mmHg[21]の高血圧が持続している場合は中止する．また，血栓溶解療法施行症例では収縮期血圧 180 mmHg，拡張期血圧 105 mmHg 未満で少なくとも24時間以上は管理されるので血圧の上昇には注意する[14]．

　脳出血での血圧の目標値は，以前のガイドラインでは収縮期血圧 180 mmHg 未満であったが，『脳卒中治療ガイドライン2015』[21]では収縮期血圧 140 mmHg 未満での管理へと基準値が変更された．

　血圧が基準値内であっても理学療法により収縮期血圧の変動が 30 mmHg 以上の場合は中止する．

3．循環・呼吸

　その他の所見としては安静時心拍数＞120回/分，労作時心拍数＞140回/分の場合は中止とする．また，不整脈のモニタリングを行う．Cilostazol 投与時では心筋への作用により頻脈となることがある．早期からのリハビリテーションが浸透し，理学療法開始時に経食道エコーで心内血栓の有無を全例確認していることはないが，心房内血栓が確認された場合は個別に離床を判断する必要がある．血液希釈療法が行われている症例は体液循環量の増加により心不全徴候を認めることがあり，心拍数，呼吸数を評価し，負荷を設定する[14]．

　呼吸は動脈血酸素飽和度＞94％とし，異常呼吸の有無を確認する[14]．また，急性期では誤嚥性肺炎のリスクが高いため，呼吸音や痰の性状なども評価する．

4．体温

　脳卒中急性期では中枢性高熱，感染症に伴う全身性の発熱がある．38.5℃以上であれば中止する．38.5℃以内であればバイタルサイン，自覚症状に合わせ実施する．また，解熱剤使用直後は薬剤の血管拡張作用による血圧低下に注意し介入する．

5．脳血管攣縮

　くも膜下出血では発症4～14日目までは脳血管攣縮期である．すでに症状がある症候性脳血管攣縮は速やかに医師へ連絡し治療開始となる．脳血管攣縮の評価は非侵襲的な経頭蓋的ドプラー検査によって行われる．中大脳動脈水平部の平均血流速度 120～150 cm/秒以上，1日に 50 cm/秒以上の増加がある場合は脳血管攣縮が示唆される[21]．また Lindegaard 指数（中大脳動脈平均流速/頭蓋外内頸動脈平均流速）≧3.0 の場合も遅発性脳虚血のリスクが高いため中止する．軽度・中等度の脳血管攣縮中の症例（中大脳度脈：120～199 cm/秒，中大脳動脈/内頸動脈：3.0～5.9 cm/秒）におけるヘッドアップ45°は脳血流の変化を認めないとの報告がある[22]．

6．深部静脈血栓症・肺塞栓症

　DVT からの肺塞栓は致死的な合併症である．下腿の浮腫，Homan's 徴候（足関節を背屈すると腓腹筋に疼痛），D-dimer 値上昇などに注意する．脳梗塞では抗凝固療法が行われているため脳出血に多く，D-dimer のカッ

トオフ値は5.5μg/mL以上（感度89％，特異度82％）と報告されている[23]．

7．ドレーン（脳室ドレーン・腰痛ドレーン）

ドレーンは頭蓋内圧のコントロール，血腫の除去，髄液漏修復，薬物投与などを目的とし挿入される．ヘッドアップ，端坐位など体位を変えるような理学療法を行う場合はドレーン回路をクランプし行う．しかし，長時間クランプするとドレナージの点からは問題となるため，必要最小限のプログラムに留める．また意識障害や重度麻痺がある場合は事故抜去のリスクは高いため，実施中のドレーン，ルート管理を看護師へ依頼し共同し行う．

8．頭蓋内圧亢進・外減圧中

頭蓋内圧亢進症例では外科的に骨弁を除去し減圧を図る治療（外減圧）が行われる．外減圧中の症例では骨弁除去部の圧迫を回避するようなポジショニングが重要となる．また，過度な頸部の回旋，屈曲は頭蓋圧を高める危険性がある．

頭蓋内圧が亢進している症例ではヘッドアップ30°拳上することで経静脈の流出増加，脳脊髄液の頭蓋内腔から脊髄内腔への移

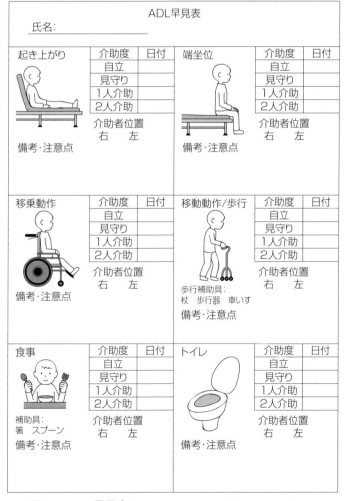

図2　ADL早見表（備考・注意点の欄に身体機能や高次脳機能障害による影響などを記載する）

動により頭蓋内圧を低下することができる[13]．理学療法は他動関節運動やヘッドアップ30°での上肢運動では頭蓋内圧は一定であるが，下肢等尺性運動では頭蓋内圧を高めるため禁忌であり，血圧変動に注意し他動運動，自動介助運動に留めておく[24]．

リスクを管理したうえでの心身機能と活動を維持・拡大するための戦略

感染症・譫妄などの合併症回避，さらには身体機能，動作能力の改善には早期に離床し，活動量を維持・拡大することが重要である．脳卒中急性期における活動量は神経症状の重症度に依存し，重症症例においては日中（午前8時～午後5時）の95％以上をベッド上で過ごしており，活動範囲・量が限られている[25]．AVERT Ⅲ のサブ解析では実施量を少なく，頻度が多いほうが機能予後が高いと報告されており[26]，超急性期においては離床計画を立てるうえで漫然と離床時間を拡大するのではなく，トイレ・洗面など目的に合わせた離床計画を立てる必要がある．活動量を上げるためにはハード・ソフトの両面からのアプローチが重要となる．

ハード面においては重度麻痺，高次脳機能障害により介助量が多く，ベッドサイドでのリハビリテーションやリハビリテーション以外はベッド上となることは臨床でよく経験することと思われる．その際に，環境整備を行うことで介助負担の軽減を図り，離床機会を増やすことに繋がる．移乗の際にはベッド柵の介助バーの設置やリフトを含む移乗支援機器の導入が望ましい．しかしながら，高額な機器もあり導入が困難であり，導入しても使用する側の理解が乏しければ意味がない．

ソフト面としては医師・看護師・リハビリテーションスタッフ・家族の連携強化は必須となる．連携を強めるためには頻回なカンファレンスを行い，リスク管理の徹底，そして動作能力の改善に合わせた病棟におけるADL拡大を図る．しかし，急性期では症状が日々変化するため，カンファレンスを頻回に行っても医療者間での周知が不十分となることもある．その際に，一目でわかるADL表をベッドサイドに掲示することで病棟ADLの拡大の一助になる（図2）．

Conclusion

脳卒中診療チームの一員である理学療法士は，脳卒中の知識・治療を熟知したうえで理学療法を実施しなければならない．脳卒中急性期に生じる合併症は機能予後にも影響するため，回避・予防が重要である．リスク管理を徹底したうえで効果的な理学療法を実践しなければならない．

文献

1) Bernhardt J, et al：Early mobilization after stroke：early adoption but limited evidence. *Stroke* **46**：1141-1146, 2015
2) AVERT Trial Collaboration group：Efficacy and safety of very early mobilisation within 24 h of stroke onset（AVERT）：a randomised controlled trial. *Lancet* **386**：46-55, 2015
3) Markus HS：Cerebral perfusion and stroke. *J Neurol Neurosurg Psychiatry* **75**：353-361, 2004
4) Donnan GA, Davis SM：Neuroimaging, the ischaemic penumbra, and selection of patients for acute stroke therapy. *Lancet Neurol* **1**：417-425, 2002
5) Olavarría VV, et al：Head position and cerebral blood flow velocity in acute ischemic stroke：a systematic review and meta-analysis. *Cerebrovasc Dis* **37**：401-408, 2014

6) Rohweder G, et al：Functional outcome after common poststroke complications occurring in the first 90 days. *Stroke* **46**：65-70, 2015
7) Langhorne P, et al：Medical complications after stroke：a multicenter study. *Stroke* **31**：1223-1229, 2000
8) Indredavik B, et al：Medical complications in a comprehensive stroke unit and an early supported discharge service. *Stroke* **39**：414-420, 2008
9) Miyamoto N, et al：Demographic, clinical, and radiologic predictors of neurologic deterioration in patients with acute ischemic stroke. *J Stroke Cerebrovasc Dis* **22**：205-210, 2013
10) Seners P, et al：Incidence, causes and predictors of neurological deterioration occurring within 24 h following acute ischaemic stroke：a systematic review with pathophysiological implications. *J Neurol Neurosurg Psychiatry* **86**：87-94, 2015
11) Sakamoto Y, et al：Systolic blood pressure after intravenous antihypertensive treatment and clinical outcomes in hyperacute intracerebral hemorrhage：the stroke acute management with urgent risk-factor assessment and improvement-intracerebral hemorrhage study. *Stroke* **44**：1846-1851, 2013
12) Lord AS, et al：Time course and predictors of neurological deterioration after intracerebral hemorrhage. *Stroke* **46**：647-652, 2015
13) Wijdicks EF, et al：Recommendations for the management of cerebral and cerebellar infarction with swelling：a statement for healthcare professionals from the American Heart Association/American Stroke Association. *Stroke* **45**：1222-1238, 2014
14) Jauch EC, et al：Guidelines for the early management of patients with acute ischemic stroke：a guideline for healthcare professionals from the American Heart Association/American Stroke Association. *Stroke* **44**：870-947, 2013
15) Anderson CS, et al：Cluster-Randomized, Crossover Trial of Head Positioning in Acute Stroke. *N Engl J Med* **376**：2437-2447, 2017
16) Güngen BD, et al：Predictors of intensive care unit admission and mortality in patients with ischemic stroke：investigating the effects of a pulmonary rehabilitation program. *BMC Neurol* **17**：132, 2017
17) Shi Q, et al：Delirium in acute stroke：a systematic review and meta-analysis. *Stroke* **43**：645-649, 2012
18) Mitasova A, et al：Poststroke delirium incidence and outcomes：validation of the Confusion Assessment Method for the Intensive Care Unit（CAM-ICU）. *Crit Care Med* **40**：484-490, 2012
19) Schweickert WD, et al：Early physical and occupational therapy in mechanically ventilated, critically ill patients：a randomised controlled trial. *Lancet* **373**：1874-1882, 2009
20) Qureshi AI：Acute hypertensive response in patients with stroke：pathophysiology and management. *Circulation* **118**：176-187, 2008
21) 日本脳卒中学会脳卒中ガイドライン委員会（編）：脳卒中治療ガイドライン2015. 協和企画, 2015
22) Blissitt PA, et al：Cerebrovascular dynamics with head-of-bed elevation in patients with mild or moderate vasospasm after aneurysmal subarachnoid hemorrhage. *Am J Crit Care* **15**：206-216, 2006
23) Kuwashiro T, et al：High plasma D-dimer is a marker of deep vein thrombosis in acute stroke. *J Stroke Cerebrovasc Dis* **21**：205-209, 2012
24) Brimioulle S, et al：Effects of positioning and exercise on intracranial pressure in a neurosurgical intensive care unit. *Phys Ther* **77**：1682-1689, 1997
25) Bernhardt J, et al：Inactive and alone：physical activity within the first 14 days of acute stroke unit care. *Stroke* **35**：1005-1009, 2004
26) Bernhardt J, et al：Prespecified dose-response analysis for A Very Early Rehabilitation Trial（AVERT）. *Neurology* **86**：2138-2145, 2016

4 脳卒中ユニットにおける理学療法③—多職種協働

岡田有司[*1]

> **Key Questions**
> 1. 脳卒中ユニットにおける理学療法士の役割とは
> 2. 脳卒中ユニットにおける多職種協働の在り方とは
> 3. 多職種協働の実践例

はじめに

急性期の脳卒中医療は，遺伝子組み換え組織プラスミノゲン・アクティベータ（以下，rt-PA：Recombinant Tissue—Type Plasminogen Activator）静注療法の国内使用許可[1]により，劇的に変化した．rt-PA静注療法の登場で，治療時間枠の概念が臨床現場に広く浸透し，現在では発症3時間以内から4.5時間以内に拡大している[1]．また，主幹動脈閉塞の超急性期脳梗塞に対する血管内再開通療法である機械的血栓回収療法は，機能的転帰を改善させることが報告されている[2]．

脳卒中リハビリテーション（以下，リハビリ）は，『脳卒中治療ガイドライン2004』[3]を契機に急性期から積極的に関わる機会が増加した．ガイドラインでは，発症直後からのリハビリ提供，早期離床，廃用症候群の予防，自宅復帰の促進，歩行能力・日常生活動作（以下，ADL：Activities of Daily Living）の早期改善などが推奨されている[4]．また，歩行障害や上肢機能障害，痙縮，片麻痺側の肩，嚥下障害などに対するリハビリが進歩してきている[5]．

このように急性期の脳卒中医療は，日々変化してきており，脳卒中患者の生命予後，機能予後，生活の質（以下，QOL：Quality Of Life）を改善させている．このうち，脳卒中ユニット（以下，SU：Stroke Unit）は，古くから脳卒中患者のさまざまな予後を改善させる診療体制として有用性が示されている[6]．

SUは1980年代からヨーロッパを中心に広まった組織形態を示す概念であり，最大の特徴は，「多職種からなる専属の脳卒中チームで構成されること」である．加えて，リハビリを含む包括的な脳卒中治療が重要である[6]．Stroke Unit Trialists' Collaboration（以下，SUTC）[7]によるメタ解析によって，脳卒中の長期の死亡率，施設介護率，介護依存率を低下させると報告された．現在，『脳卒中治療ガイドライン2015』[4]においても，SUは「rt-PA静脈療法の施行率の増加，死亡率および再発率の低下，在院期間の短縮，自宅退院率の増加，長期的なADLとQOLの改善を図ることができる」と示されている．

[*1] Yuji Okada／川崎医科大学附属病院リハビリテーションセンター

表1 脳卒中急性期診療体制

Acute (intensive) stroke unit 急性期集中治療型	他疾患と明確に分離された「脳卒中専門病棟（病床）」で，数日以内の急性期のみ診療し，通常7日以内に退出する．
Combined acute/rehabilitation unit 急性期＋安定期リハビリ型	「脳卒中専門病棟（病床）」があり，専属の「脳卒中チーム」が配置され，急性期診療に加えてリハビリも行う．数週間入院し，必要ならば数カ月入院する場合もある．
Rehabilitation unit 安定期リハビリ型	「脳卒中専門病棟（病床）」があり，専属の「脳卒中チーム」が配置されるが，症状の不安定な急性期（概ね7日以内）はほかの病棟で管理し，それ以降のリハビリを含む診断・治療を行う病棟．数週間入院し，必要なら数カ月入院する場合もある．
Mixed assessment/rehabilitation unit 神経疾患一般の診療とリハビリ型	脳卒中のみに限定せず，障害をもつ疾患の治療とリハビリを行っている病棟（病床）．
Mobile stroke team 移動脳卒中チーム型	脳卒中患者専門の病棟（病床）は用意されていない．院内で明確に認知されている「脳卒中チーム」が各病棟に出向いて脳卒中患者の診断と治療にあたる．
General medical ward 一般病棟混在型	脳卒中患者は他疾患の患者と混在して収容され，「脳卒中チーム」も組織していない．

（文献7）より改変引用）

表2 Stroke Unit Care

①多職種が連携する
②脳卒中を専門に扱うスタッフによって構成される
③介護者もリハビリテーションに参加する
④スタッフの教育研修プログラムが用意されている

（文献6, 7）より改変引用）

　それでは，SUにおける理学療法士は，どのように専門性を発揮しながら関わることが必要だろうか．また，多職種とどのように協働しながら関わることが必要だろうか．

　本稿では，まずSUの診療体制，SUとリハビリについて述べる．次に筆者が所属する施設の急性期脳卒中診療と多職種協働を述べる．その後，SUにおける理学療法士の役割，多職種協働の在り方を考察し，多職種協働の実践例を解説する．

　なお，本稿におけるSUの提供時期は，急性期病院から直接自宅退院，または転院するまでの期間として述べる．

1．SUの診療体制

　SUTC[7]では，脳卒中の急性期診療体制を**表1**のように分類している．このうち，SUは「多職種からなる専属の脳卒中チームが配置され，他疾患と明確に分離された脳卒中患者専用の病棟（病床）」と定義され，急性期集中治療型，急性期＋安定期リハビリ型，安定期リハビリ型の3つの形態に細分される．わが国における「脳卒中ケアユニット入院医療管理料」の施設基準は，**表1**の急性期集中治療型に該当する．

　さらに，SUTC[6,7]では，診療体制を示すだけでなく，どのような体制のもとで治療が行われるべきかを示しており，この体制のもとで行われる治療をStroke Unit Careと述べている（**表2**）．また，Indredavikら[8]は，**表2**を実践していくために，多職種連携に基づくチームアプローチや標準化された評価と観察，病棟内で実施される理学療法などが必要であると述べている．

表3 有効なSUを構成する鍵となる要素

①評価手順の確立
　（医師，看護師，セラピストによる評価）
②早期管理法
　（早期離床，尿道カテーテルの回避，低酸素血症，高血糖，感染症，血圧への対応）
③リハビリテーションの同時進行
　（組織化された多職種連携，退院に向けた早期からの評価）

（文献9）より改変引用）

2．SUとリハビリ

　さまざまなSUの体制のうち，Langhorneらは，SUに関する11編の報告からそのサービス様式と組織構造，ケアプロセスを抽出し，有効なSUを構成する鍵となる要素を挙げている（**表3**）[9]．また，Evansら[10]の報告では，SUでは一般病棟に比べて，セラピストによる早期の評価，リハビリのゴール設定，介護者支援の必要性評価，家族へのリハビリ・退院計画の説明がより頻繁に行われている．このことが自宅復帰の増加に寄与していると報告している．

　これらより，SUは治療を提供する場所が整備され，多職種が集まるだけでは機能しない．SUを効果的に活用するためには，医師の医学的管理だけでなく，早期からリハビリ専門職や看護師などを含めた多職種による評価や治療，連携が重要である．加えて，家族を含めた関わりが必要である．特に，Evansらが報告しているように，セラピスト自身による早期評価，目標設定，介護者・家族の関与に関わることはとても重要であり，必須である．このことは，必然的にセラピスト，本稿では理学療法士からの視点に立って，評価・目標設定，介護者・家族との関与が必要である．

3．当院の脳卒中診療の流れと多職種協働

　図1に当院の脳卒中診療の流れを示す．脳卒中カンファレンスは，新規入院全患者を対象に搬送翌日に行われる．参加職種は，脳卒中内科医，脳神経外科医，リハビリ医，理学療法士，SCU看護師，一般病棟看護師，退院調整看護師，ソーシャルワーカーである．ここでは，一般的情報，検査結果，診断，治療の経緯と結果について画像を示しながら主治医より説明される．同時に今後の治療方針，追加検査予定などの検討が行われる．社会的情報も提示され，リハビリ開始時期や内容について意見交換が行われる（**表4**）．

　カンファレンス後は，リハビリ専門職のみでのリハカンファレンス，脳卒中内科・脳神経外科の新規患者の回診の順に行われる．これらに加えて，病棟カンファレンスにおいて，各症例の治療方針や転帰先の検討，病棟内ADLの確認などを適宜意見交換していくようになっている．理学療法士介入については，リハビリ医の診察後に実施する体制となっている．このように，多くのカンファレンスを通して，他職種とともに診療すると同時に，理学療法を実施している最中においても，多職種協働を実践している．

4．SUにおける理学療法士の役割

　当院の理学療法士は，**図1**に示すカンファレンスに参加し，**表4**に示した情報を得る．急性期脳卒中の情報は，**表4**に加えて，脳卒中一般的管理，病型別の管理，臨床症状，社会背景など多岐にわたる（**表5**）．また，高齢社会による病前の身体機能面・社会背景などが複雑化し，身体機能面に複雑な社会背景が

```
┌─────────────────発症・入院─────────────────┐
```

脳卒中カンファレンス 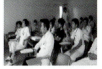	リハビリカンファレンス 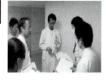
新規患者回診 	
リハビリ 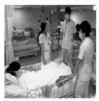 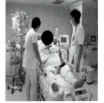 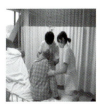 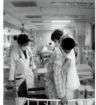	病棟カンファレンス 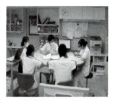 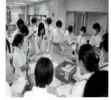 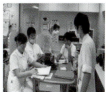

```
急性期病院退院
（自宅退院, 回復期リハビリテーション病院, 療養型病院, 施設など）
```

図1 脳卒中診療の流れと多職種協働

加わった重複症例が増加してきている[11]．そのため，情報量だけでなく，質的な内容も複雑になってきている．

理学療法士は，このようなさまざまな情報を整理し，さらに理学療法評価・治療の立案に役立つよう，整理し解釈していく[12]．この際，理学療法士は，「急性期の」理学療法の視点による目標と，「急性期から」の理学療法の視点による目標を立案することが重要である[13]．

「急性期の」理学療法の視点による目標とは，「現在」の急性期病態を把握した上で，理学療法士が実施していく目標である．主に，早期離床による廃用症候群・合併症の予防や機能障害の改善，基本的動作能力の改善である．

次に，「急性期から」の理学療法の視点による目標とは，急性期の病態に対応しながら，急性期以降をも見据えた「将来」の目標である．主に，病棟での移動・移乗動作の獲得や到達する移動動作能力，歩行補助具や手すり，介護者・家族参加の必要性の有無などである．

表4 カンファレンスで得られる主な情報

①一般的情報
　年齢，性別，現病歴，既往歴，病前ADL，職業，家族構成など
②診断と検査結果
　病型：脳出血，脳梗塞，くも膜下出血
　脳画像：頭部CT，MRI，MRA，脳血管造影
　各種検査：神経超音波検査（頸部血管超音波・経頭蓋超音波検査）
　　　　　　心エコー（経胸壁，経食道）
　　　　　　下肢静脈超音波検査
　　　　　　血液生化学検査，心電図，胸部X線写真
　重症度判定：NIHSS
③全身状態（特に合併症の有無）
　呼吸器感染症，深部静脈血栓症など

MRI：magnetic resonance imaging，NIHSS：National Institutes of Health Stroke Scale
CT：Computed Tomography，MRA：MR angiography

表5 急性期脳卒中の情報

①脳卒中一般
　脳卒中超急性期の呼吸・循環・代謝管理：呼吸，血圧，栄養，体位
　合併症対策：合併症一般（特に感染症），消化管出血，発熱，深部静脈血栓症および肺塞栓症
　対症療法：痙攣，嚥下障害，頭痛，脳卒中後のうつ
②脳卒中病型
　脳梗塞：脳浮腫管理，抗凝固療法，血栓溶解療法，急性期抗血小板療法，開頭外減圧療法，頸動脈内膜剥離術，頸部頸動脈血行再建術（血管形成術/ステント留置術），血管内再開通療法，バイパス術，脳保護療法など
　脳出血：血圧管理，脳浮腫・頭蓋内圧亢進の管理，開頭手術・内視鏡手術
　くも膜下出血：開頭手術（クリッピング術），血管内治療（コイル塞栓術），遅発性脳血管攣縮，急性・慢性水頭症
　その他：動脈解離，もやもや病，奇異性脳塞栓症
③臨床症状
　意識障害，運動麻痺，感覚障害，痙縮，運動失調，麻痺側肩痛，中枢性疼痛，嚥下障害，眼球運動障害，視野障害，高次脳機能障害（失語症，失行症，失認症，注意障害など），排尿障害
④社会背景など
　家族構成，介護保険の取得情報，持家・賃貸，仕事の有無

（一部文献4)を参考に作成）

　右視床梗塞の症例情報を表6に示す．点線より上を参照しながら，SUにおける理学療法士の役割を解説する．

　理学療法開始時では，運動麻痺はなく，しびれや構音障害を認めた．軽度筋力低下，バランス低下，歩行能力低下が主な問題であった．歩行は杖を使用し軽度介助であった．これらの情報より，「急性期の」理学療法の視点による目標は，歩行能力改善とした．高齢者ではあるが，歩行に関連する機能障害はなく，病前と大きく変化ないため，入院中の筋力強化や立位・歩行練習を通して可能なものと判断した．「急性期から」の理学療法の視点による目標は，病棟看護師または配偶者によるトイレ歩行，付き添いによる病棟内の活動性向上，歩行自立による自宅復帰とした．身体機能面の低下は軽度であり，最終的に歩行自立による自宅復帰を検討したが，入院中の能力低下を防ぐために，リハビリ以外での活動性向上と，介護者である配偶者の参加を計画した．

　このように，SUにおける理学療法士の役

表6 右視床梗塞の情報

一般的情報	理学療法開始時
75歳，男性 既往歴：高血圧，左変形性膝関節症 病前ADL：室内歩行自立，ADL自立 家族構成：本人と妻（70歳）の2人暮らし 介護保険：未申請 診断と検査 　診断名：脳梗塞（ラクナ・右視床） 　重症度：NIHSS 2点（異常感覚・構音障害）	運動麻痺はなし．しびれの異常感覚，構音障害を認めた． 下肢軽度筋力低下，バランス低下，歩行能力低下を認めた． 歩行は杖を使用し軽度介助が必要であった． 目標 　歩行能力改善 　病棟内付き添い歩行（看護師または妻） 　歩行自立による自宅復帰

医師：全身状態は落ち着いている．直接自宅退院を検討したい．しかし，高齢の配偶者と2人暮らしのため，可能であるか？	全体の目標：自宅退院の方針 本人・家族
看護師： 　薬の飲み忘れが時々あります． 　本人の妻がサポートしてくれています． 　病棟内での歩行やADLは自立しています． 理学療法士： 　歩行は杖を使用して自立しています． 　階段昇降は手すりを使用して，監視で可能です． 作業療法士： 　ADLは自立しています．病棟でのADLも自立しています． 　ただし，MMSEで20/30点であり，認知機能面が低下しています． 　昨日伝えたことを忘れていることがあります． ソーシャルワーカー： 　退院後の生活に関しては不安はないようです． 　しかし，高齢者の2人暮らしであり，薬の飲み忘れなどがあるため，介護保険について説明する必要があります．	看護師： 　薬の飲み忘れについて指導，練習 理学療法士： 　階段昇降などの応用動作能力向上 作業療法士： 　認知課題を含めた練習を追加 ソーシャルワーカー： 　介護保険について説明

MMSE：Mini-Mental State Examination

割とは，以下のように示すことができる．①「現在」の急性期病態を把握したうえで，機能障害や基本的動作能力の回復を基盤とする「急性期の」理学療法の視点の目標設定に加えて，②急性期の病態に対応しながら，急性期以降をも見据えた「将来」の動作能力や歩行補助具の選定，介護者・家族への指導の有無を考慮した「急性期から」の理学療法の視点の目標設定が必要であり，これら双方の視点をもつことである[12]．これらは「相互」関係であり，双方ともに「現在」と「将来」を常に見据えることが求められる．さらに，③各専門職や介護者に理学療法士の意見を伝える能力が求められる．

しかし，これでは理学療法士のみの一方向の視点による目標であり，同じ症例であっても，他専門職が同じ目標に向いているかどうかは不明である．

5．SUにおける多職種協働の在り方

それでは，各専門職がどのような視点をもちながら意見交換し，それぞれがどのような影響を及ぼしあっているのだろうか．

超急性期治療後の脳卒中診療において，各専門職は廃用症候群や合併症の予防，早期離床などは主な共通目標である．しかし，これらを達成するために，各専門職の目標はさまざまであり，技術も異なる．そのため，多職種カンファレンスや電子カルテを利用して，各専門職の視点を把握し，多職種協働を実践していることが多いと思われる．

図2に各専門職の共通目標とそれぞれの主

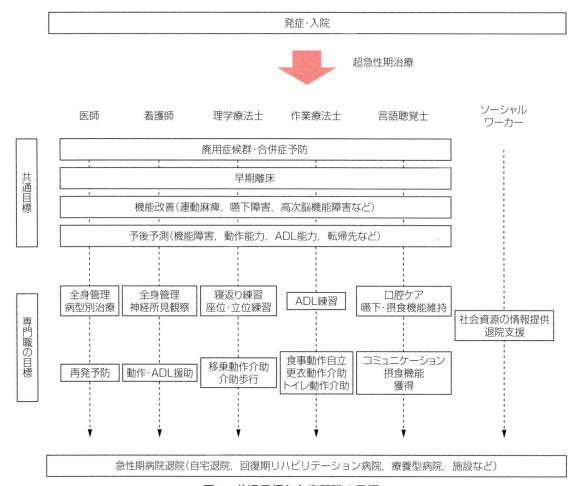

図2 共通目標と各専門職の目標

な視点（目標）を示す．

　各専門職の目標は，各専門職が「現在」の急性期病態を含めた情報のどこをアセスメントし，重要視しているのかを容易に理解させてくれる．さらに，各専門職は，ほかの専門職の目標を把握することで，自身の介入方針について検討することが可能となり，時には意見交換することで自身の介入方法をさらに検討することが可能となる．

　それでは，**表6**の点線以下を参照しながら説明する．

　医師は医学的管理において安定していると判断したが，高齢の配偶者との2人暮らしのため，直接自宅退院が可能か否かを判断するのに迷っている．この問題点に対して，各専門職からさまざまな意見（点線以下の左側）が出され，意見交換することができる．

　症例の問題点は，高齢の配偶者との2人暮らしだけでなく，認知機能面低下による内服の忘れがあることである．この点に関しては，妻の協力，本人の機能面改善，介護保険などの社会的資源のサポートが必要である．この問題点に対して，各専門職は矢印右側に示したような，次の目標設定を行い，対応する．同時に，医師は直接自宅退院が可能と判断することができ，各専門職は退院するまでに家族への指導や環境調節の準備などをすることが可能となる．

　このように，SUにおける多職種協働の在り方とは，以下のように示すことができる．

表7 心原性脳塞栓症の情報

診断名：心原性脳塞栓症（左 MCA）
一般的情報
　男性　72歳，身長 164 cm，体重 61 kg，病前 ADL・IADL 自立
　現病歴：平成××年×月×日発症．発症3時間以内に入院．
　既往歴：高血圧，陳旧性心筋梗塞，心不全
　家族背景：妻と2人暮らし
　内服薬：バイアスピリン，エフィエント
診断と検査結果
　頭部画像：右図参照
　神学的所見：JCS Ⅱ-10，右片麻痺，感覚障害，失語症，
　　　　　　NIHSS 19/42点
　血液生化学検査：WBC 7,060/μl　CRP 1.74 mg/dl
　　　　　　　　BNP 1,370 pg/ml
　胸部X線：CTR 60%
　心電図：洞調律
　心エコー：壁運動障害なし，心内血栓なし
全身状態（合併症）
　心不全
診断・治療経過・今後の方針
　発症3時間以内に来院．心疾患，BNP高値のため心原性脳塞栓症と診断．
　しかし，DWI-ASPECT 2点，MRAで左MCAのM1閉塞．虚血領域が大きい．
　rt-PA治療，血管内治療の適応なし．開頭外減圧療法は，家族の希望なく実施しない方針．
　脳保護薬，脳浮腫薬を開始．抗血小板薬を2剤内服中であったため，今後出血性梗塞を引き起こす可能性がある．

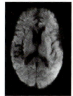
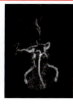
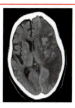

入院時　　　入院時　　　翌日
DWI　　　　MRA　　　　CT

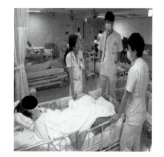

IADL：Instrumental Activity of Daily Living
DWI：Diffusion Weighted Image，ASPECT：Alberta Stroke Programme Early CT，MCA：Middle Cerebral Artery

①各専門職は，他職種が急性期病態のどこをアセスメントし，重要視しているのかを理解するとともに，自身の介入方針を説明し意見交換できるコミュニケーション能力をもつことである．さらに，②急性期脳卒中患者の「現在」に他職種と連携しながら対応し，同時に急性期病態を含めた情報に対応しながら，急性期以降の到達する機能障害や動作能力，転帰先，必要な環境調節，社会的資源などを見据えた「将来」の介入方針の意見交換も行うことである[13]．この際，③各専門職がそれぞれ意見交換することは，評価や治療，転帰先などを検討する際の「意思決定の補助」につながり，思考過程に変化を与えることができる．

このことで，各専門職の意見交換によって，SUにおける多職種協働が可能となると考えられる．

6. 多職種協働の実践例

1）理学療法開始前における連携

心原性脳塞栓症の症例をあげ，理学療法開始前における連携を解説する．症例の情報を**表7**に示す．

この時期における理学療法士は，①理学療法を実施することが可能か否か，②実施することが可能であれば，理学療法の介入方針を説明し，どの程度まで実施することが可能であるかを意見交換することである．

これらを実施するため，医師，看護師などの専門職が，急性期病態のどこをアセスメントし，重要視しているのかの情報を得て，上記①，②の意見交換をすることが必要である．

本症例において，医師や看護師，理学療法

士は急性期病態のどこをアセスメントし，重要視しているのかを次に示す．

医師より：症例は超急性期治療を施行することができず，保存的加療となっている．今後は脳浮腫の増悪による脳ヘルニア，出血性梗塞を引き起こす可能性がある．さらに，抗血小板薬を2剤内服中であったために，出血性梗塞を引き起こす可能性が高い．また，意識障害があるため，誤嚥性肺炎などの感染症を高頻度に合併する可能性が高いと予測される．

看護師より：意識はJapan Coma ScaleでⅡ-10，対光反射あり．瞳孔不同なし．血圧・脈拍は安定しており，酸素投与なし．しかし，痰は多く，頻回の吸引が必要である．意思疎通は難しく，左上下肢は自己で動かしている．右上下肢は痛み刺激で動かすのみである．

理学療法士より：現在は意識障害があり，脳の病態が悪化する可能性があるため，離床については実施しないほうがよい．また，将来の機能予後，動作能力ともに予後が不良な症例と判断できる．しかし，関節可動域制限や誤嚥性肺炎の発症・悪化などの廃用症候群，合併症を引き起こす可能性がある．

これらの情報の意見交換によって，今後全身状態の変動がある可能性はあるが，現時点では明らかな神経所見の悪化，特に脳ヘルニアの有無を指すサインの悪化はないと判断できる．よって，理学療法を実施することは可能であり，予防的な内容から介入することが可能であると判断できる．

2）理学療法開始・介入時における連携

左視床出血後に呼吸不全となった症例をあげ，理学療法開始・介入時における連携を解説する．症例を**表8**に示す．

この時期における理学療法士は，①開始前に立案したプログラムを実施することが可能か，②開始・介入時に得られた情報から次のプログラム・目標を再度立案するために，意見交換していくことである．

それでは，本症例において，医師や看護師，理学療法士は急性期病態のどこをアセスメントし，重要視しているのかを示す．

医師より：発症より24時間経過しているため，血腫の拡大はないと考えられる．呼吸不全は挿管後に悪化することなく経過している．今後は全身管理をしながら人工呼吸器離脱が可能か否かを検討する．

看護師より：鎮静剤を使用しているため，詳細な神経所見は把握が難しいが，現在はRASS -2である．呼吸状態も挿管後は落ち着いている．しかし，痰が多く，SpO_2が低下することがあり，頻回の吸引が必要である．

理学療法士より：現在の状態では四肢関節可動域制限の予防が中心である．また，脳障害に加えて，挿管・肥満体型でさらなる肺合併症の悪化が予測される．そのために，現時点ではギャッチアップや鎮静剤の使用量検討による覚醒度向上，自発呼吸の促進が必要である．これは必然的に，意識障害などを含めたバイタルサインの確認もしやすくなる．

これらの情報の意見交換によって，鎮静剤の使用量を検討し，理学療法実施中のギャッチアップにつながる．さらに，ギャッチアップなどの際に，看護師と協働してポジショニングやギャッチアップの確認，蛇管や点滴などのラインの確認などを行うことで，双方の視点から安全管理を行うことが可能となる．また，理学療法以外の時間においても実施できることにつながる．

よって，理学療法士は，各専門職との意見交換によって，①を実施することが可能となる．同時に，介入時に得られた情報から次のプログラムの立案や，急性期以降の到達する機能障害や動作能力を見据えた「将来」の介入方針や目標設定（②）を行っていく．

表8 左視床出血の情報

診断名：左視床出血
一般的情報
　男性：38歳，身長170cm，体重118.8kg，病前ADL・IADL自立
　現病歴：平成××年×月×日，発症．当日に当院入院．
　既往歴：高血圧
診断と検査結果
　頭部画像：右図参照，出血量10ml，脳室穿破
　神学的所見：JCS Ⅱ-10，右片麻痺，感覚障害，失語症，NIHSS 18/42点
　血液生化学検査：WBC 11,900/μl，CRP 0.91mg/dl，BNP 271.9pg/ml
　胸部X線：CTR 66.7%，心拡大，肺炎
　心電図：洞調律
　胸胸壁心エコー：明らかな異常なし
全身状態（合併症）
　肺炎
診断・治療経過・今後の方針
　高血圧性の脳出血で入院．血腫拡大，水頭症の合併に注意．頭部CTで経過を見ていく．
　第2病日，肺炎合併のため，経口気管挿管後に人工呼吸器管理．
理学療法開始時
　人工呼吸器管理，プロポフォール
　意識JCS Ⅱ-10，RASS －2，呼びかけに開眼，左手離握手可能
　ROM-t：明らかな制限なし，Brs：右上下肢Ⅱ，非麻痺側：左下肢MMT 3

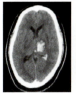
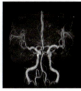
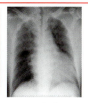

入院時　　　　入院時　　　　入院時
CT　　　　　MRA　　　　胸部XP

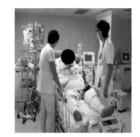

RASS：Richmond Agitation-Sedation Scale，ROM-t：Range of Motion test，Brs：Brunnstrom stage

3）理学療法開始後の離床から移乗動作練習における連携

右視床出血の症例をあげ，理学療法開始後の離床から移乗動作における看護師との連携を解説する．症例の情報を**表9**に示す．

この時期における理学療法士は，①開始時で得られた情報から立案したプログラム，特に離床を安全に遂行することが可能か否か，②実施することが可能であれば，次の動作練習へ移行することが可能か否かを意見交換することである．

それでは，本症例において，看護師，理学療法士は急性期病態のどこをアセスメントし，重要視しているのかを示す．

看護師より：「前日まであった熱発は軽減しています．そのためか，意識障害は改善しています．また，運動麻痺などの悪化はありません」

理学療法士より：「熱発が軽減しており，ほかの神経所見やバイタルサインが変動なければ離床を検討しています．特に，座位が問題なければ，車いす乗車への移行を検討しています．しかし，開始時の評価から座位保持や移乗動作などに介助を要すると判断しているため，点滴や心電図などの管理を看護師にお願いします」

これらの情報の意見交換によって，理学療法士は本日の理学療法開始が可能と判断し，さらにリスク管理しながら離床を行うことが可能と判断した．

実際の介入時には，理学療法士は離床時のリスク管理をしながら，座位や移乗動作の分析を実施する．同時に，看護師に座位や移乗動作時の介助方法を指導し，病棟で活用でき

表9 視床出血症例の情報例

診断名：右視床出血
一般的情報
　男性：82歳，身長163 cm，体重65.6 kg
　病前：歩行・ADL自立
　現病歴：○○年○月○日発症，当日当院入院．
　既往歴：高血圧，慢性心房細動，腎臓癌による片腎摘出
　内服薬：イグザレルト，ダイアート
　　　　　フロセミド，フリバス
　家族背景：本人，妻（75歳），息子（46歳）の3人暮らし
診断と検査
　頭部画像：右図参照．出血量　6 ml
　神経学的所見：JCS Ⅱ-10，構音障害，左片麻痺，感覚障害，左
　　　　　　　　半側空間無視，NIHSS 23/42点
　血液生化学検査：WBC 4,890/μl　BNP 493 pg/ml
　胸部X線写真：CTR　62%
　心電図：心房細動
全身状態
　熱発，尿路感染症疑い

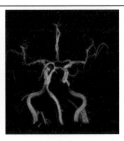

入院時　　　　入院時
CT　　　　　MRA

診断・治療経過・今後の方針
　高血圧性脳出血で入院．脳室穿破があるが，明らかな急性水頭
　症発症なし．
　保存的加療とし，降圧療法，脳浮腫予防対策を開始．しかし，
　イグザレルト内服中であったため，今後の出血拡大に注意．
　心房細動に対する抗凝固療法は再度頭部CTを確認してから，ヘパリン再開を検討する．
　入院後の夜間に熱発した．尿路感染症を疑い，抗菌薬を開始している．
理学療法開始
　血圧138/90 mmHg，脈拍81，SpO₂ 98%，BT 38℃
　意識：JCS Ⅱ-10，Brs：左上肢Ⅱ～Ⅲ，手指Ⅱ，下肢Ⅱ～Ⅲ
　感覚障害：詳細不明　非麻痺側筋力：右下肢 MMT4
　高次脳機能障害：左半側空間無視
　寝返り：左右ともに不可
　問題点：意識障害，運動麻痺，高次脳機能障害，後期高齢者，尿路感染症による熱発
　プログラム：関節可動域練習，筋力強化，神経再教育，基本的動作練習
　目標：脳出血拡大や水頭症拡大による神経所見の悪化がなく，熱発の軽減がみられたら離床開始
　　　　廃用症候群・合併症の予防

るように実施していく．
　よって，理学療法士はほかの専門職との意見交換によって，①を実施することが可能となる．同時に，得られた情報から車いすへ移乗可能と判断し，介入していく（②）．
　この際，理学療法士は，「現在」必要な評価・治療プログラムを実施しながら，実施または継続可能な状態であるかを確認していく．同時に，動作能力を把握することで，将来獲得できそうな動作能力を把握し，病棟での活動や目標設定の立案に役立たせることができる．

Conclusion

　SUにおける理学療法士の役割とは，早期に「現在」の急性期病態を把握したうえで，機能障害や基本的動作能力の回復に向けた目標設定に加えて，急性期以降をも見据えた「将来」の動作能力や歩行補助具の選定，介護者・家族への指導を含めた目標設定を行うことである．さらに，理学療法士は，各専門職に「現在」と「将来」に対しての介入方針をそれぞれ説明し，対象者の動作能力などを説明する能力を養っていくことが必要である．また，各専門職との意見交換は，ほかの専門職の「意思決定の補助」，「思考過程の変化」を与えることが可能となり，各専門職やチーム内の方針・目標設定に役立つことができる．これこそが，SUにおける多職種協働を実践していくうえで重要である．

文　献

1) 日本脳卒中学会脳卒中医療向上・社会保険委員会，rt-PA（アルテプラーゼ）静注療法指針改訂部会：rt-PA（アルテプラーゼ）静注療法適正治療指針　第二版．2012
2) Goyal M, et al：Endovascular thrombectomy after large -vessel ischaemic stroke：a meta-analysis of individual patient date from five randomised trials *Lancet*　**387**：1723-1731，2016
3) 脳卒中合同ガイドライン委員会（編）：脳卒中治療ガイドライン2004．協和企画，2004
4) 日本脳卒中学会脳卒中ガイドライン委員会（編）：脳卒中治療ガイドライン2015．協和企画，pp21-23，2015
5) 日本脳卒中学会脳卒中ガイドライン委員会（編）：脳卒中治療ガイドライン2015．協和企画，pp288-318，2015
6) Stroke Unit Trialists' Collaboration：Collaborative systematic review of the randomized trials of organised inpatient（stroke unit）care after stroke. *BMJ*　**314**：1151-1159, 1997
7) Stroke Unit Trialists' Collaboration：Organised inpatient（stroke unit）care for stroke. Cochrane Database Syst Rev 9：CD000197, 2013
8) Indredavik B, et al：Treatment in a combined acute and rehabilitation stroke unit：which aspects are most important? *Stroke*　**30**：917-923, 1999
9) Langhorne P, et al：What are the components of effective stroke unit care? *Age Ageing*　**31**：365-371, 2002
10) Evans A, et al：Can differences in management processes explain different outcomes between stroke unit and stroke-team care? *Lancet*　**358**：1586-1592, 2001
11) 渡部憲昭，他：「ひとり暮らし」と脳卒中．脳卒中　**35**：323-327,2013
12) 岡田有司，他：急性期脳卒中理学療法のクリニカルリーズニング．PTジャーナル　**46**：495-501，2012
13) 永冨史子：急性期からの理学療法　急性期「の」理学療法と急性期「からの」理学療法．PTジャーナル　**49**：495-496，2015

5 急性期における早期歩行練習

河津弘二[*1]

> 🔒 **Key Questions**
> 1. 急性期における早期歩行練習の意義とは
> 2. 早期歩行を実現するための下肢装具の活用方法は
> 3. 早期歩行練習の実践例は

はじめに

社会生活における歩行は,環境と身体および脳との相互作用により適応的な運動機能が実現される[1].しかし,脳卒中の発症により神経ネットワークの破綻が起こり多彩な症状を伴い歩行能力は障害される.また,急性期の安静臥床期間に廃用性の筋萎縮は早期に進行し,その回復には長期間を必要とする[2].

急性期は,生命の安全が確保され,リスク管理を慎重に行いながら,早期離床,活動性の拡大および歩行練習などのリハビリテーション(以下,リハ)を開始することが重要となる.『脳卒中ガイドライン2015』[3]のエビデンスにおいて,下肢訓練量を多くすることや下肢装具を用いることが歩行改善のために推奨されている.しかし,具体的な下肢装具の使用方法は示されておらず,特に長下肢装具(KAFO:Knee Ankle Foot Orthosis)を活用していくには工夫が必要である.

本稿では,急性期における早期歩行練習の意義,早期歩行を実現するための下肢装具の活用方法,早期歩行練習の実践について概説する.

急性期における早期歩行練習の意義

急性期の早期歩行練習の意義は,最新の医学的治療を認識し,早期に歩行練習を開始することで重力環境への再適応を図り,不要な安静臥床期間による二次的な廃用症候群や合併症を予防し,早期の日常生活動作(ADL:Activities of Daily Living)の改善,歩行(移動手段)の獲得および社会生活の復帰につなげていくことにある.また,脳損傷後の生理学的変化についても,急性期である1st Stage Recoveryにおいて,早期からのリハは,残存している皮質脊髄路や一次運動野の興奮性を維持・向上させるために重要である[4].

そのためには,臨床思考,評価,問題点の抽出,ゴール設定,プログラムの立案およびリハアプローチが基本となってくるため,以下に要点を述べていく.

[*1] Koji Kawazu/熊本リハビリテーション病院リハビリテーション部理学療法科

1. 臨床思考過程

国際生活機能分類（ICF：International Classification of Functioning, Disability and Health）の構成要素（健康状態，心身機能・身体構造，活動，参加，環境・個人因子）を用いて，歩行における臨床推論を進めていく際に，「症候障害学」[5]は，理学療法士の思考過程を整理するための参考となる．歩行能力低下において，機能障害における「なぜできないか」に対する症候分析，および活動制限，参加制約における「いかにしたらできる（ようになる）」に対する障害分析をすることによって，双方向性の思考（指向）を進めていき統合と解釈を行う．

2. 評価

代表的な脳卒中の評価は，歩行においても重要となる．

歩行に関わる評価は，10m歩行速度，6分間歩行，バランス機能評価（BBS：Berg Balance Scale），F&S（Subset of Functional Balance Scale & 'Stops Walking When Talking' test），TUGT（Timed Up & Go Test），がある．

重症脳卒中患者の評価においては，基本的な評価に加え，下肢装具を装着し介助での起立や歩行を行うと，残存機能の相互作用が顕在化されることにより，患者の過少評価を防ぐことにつながる．

一方，他職種からの情報収集として，主治医からは治療方針を，看護師からは心身状態の変化および"しているADL"を確認する．また，作業療法士（OT：Occupational Therapist）からは高次脳機能障害を，言語聴覚士（ST：Speech-Language-Hearing Therapist）からは言語聴覚機能および摂食嚥下機能を，医療ソーシャルワーカー（MSW：Medical Social worker）からは病前の社会生活についての情報収集を行う．

これらの各種評価から問題点の抽出を行う．

3. 病態の把握

歩行に関係する病態を把握するためには，歩行におけるプロセス，神経機構および患者の運動学習能力を理解する．

歩行（移動）におけるプロセスは，随意的，情動的および自動的歩行がある．また，歩行の神経機構として，①歩行誘発野-脳幹：歩行と姿勢を制御する，②脊髄：歩行リズムを生成する（CPG：Central Pattern Generator），③大脳皮質：随意的な歩行（開始や停止，外乱に対応する）などを発動する，④辺縁系・視床下部：情動行動としての歩行を誘発する，⑤小脳・基底核：正確かつ適切に歩行を調整する，ことが報告されている[6]．

脳損傷により，これらの神経ネットワークの破綻は起こり，再び歩行能力を獲得していくためには，患者の病態を含めた運動学習能力が重要となる．

急性期は，ペナンブラおよびDiaschisis（機能乖離）などの損傷脳の機能回復機序を理解し，リスク管理のもと患者のふるまいや表情を観察していく．また，リスク管理においては，主治医との相談および日本リハ医学会診療ガイドラインを基準に，神経症候の増悪，体位変換を含めた血圧・脈拍の急激な変動に注意する．

高齢者においては，循環器や呼吸器疾患，関節疾患，認知症，サルコペニア，活動性の低下，環境変化への不適応などを考慮する必要がある．

高次脳機能障害における症状としては，評価から抽出しにくい現象（動作が性急，右側への固執や左側の見落とし，会話に注意が向き運動に集中ができない，身だしなみに無頓着，落ち着きがない，など）を行動観察から分析を行う．

これらは，患者個人の運動学習能力を決定

する要因であり，今後の歩行獲得に影響するため，これらの病態を把握したうえで，歩行の目標・ゴール設定，リハプログラムの立案を行う．

4．ゴール設定

歩行の目標・ゴールは，患者の病態，評価および画像診断（MRI，CTなど）から得られた病態生理と身体機能について理解し，主治医とともに機能回復の予後予測を行い設定する．

しかし，重症脳卒中患者においては，ゴールを設定しにくい場合がある．これは，限定的な自立（環境および補装具）を明確に設定することが困難なためである．

二木[7)]は，脳卒中患者の歩行予測において，異なる時点（入院時，2週，1カ月）で「しているADL」の再評価を行うことを提示している．また，機能的自立度評価表（FIM：Functional Independence Measure）の中でも歩行は難易度が高いため[8)]，ほかのADLや基本動作を総合的に判断し歩行のゴールを設定する必要がある．

実用的歩行が自立し在宅退院となる患者においては，必要となる歩行補助具（杖，下肢装具）の準備や自宅環境の調整を入院期間中にしておき，在宅生活における社会生活を再獲得させる．

一方，重症脳卒中患者で，長期および短期におけるゴール設定が困難な場合は，離床，車椅子，座位，起立-着座，立位，歩行（試用下肢装具）へと活動範囲を拡大させるようにリハを進め，FIM項目への能動的な協力動作の拡大と安定性・安全性の確保へとつなげていき，最善な状態（歩行への準備を行い）で回復期リハ病院（病棟）へと連携していく．

5．リハプログラムの立案およびリハアプローチ

リハプログラムは，リハの量（全体性と治療量）および質（個別性と運動学習）を考慮し，優先的・重点的に行う内容を具体化させ立案する．

リハアプローチは，短時間，複数回に分け徐々に延長していく．

歩行の準備として，基本的な起立-着座，立位保持は，FIM項目においても繰り返し行う動作であり，早期から介助・援助（下肢装具）にて練習していく．また，非麻痺側の筋パワー強化，麻痺側の随意性促通，姿勢反応から体幹機能および柔軟性の促通，残存機能および代償運動を駆使し，運動学習に必要とされる能力の向上を図る．

そのためには，歩行における双方向性からの症候および障害に対する近年のリハアプローチ〔CI（Constraint-Induced Movement Therapy）療法，促通反復療法，ニューロリハ，hybrid FES（Functional Electrical Stimulation），ファシリテーション，ロボットリハなど〕を積極的に用い，リハの効果を向上させていく．また，下肢装具においての役割（状態に応じて機能回復を促通していく，または機能を代償・適応させ活動，参加につなげていく）を明確にし，装具療法を実践していく．

歩行練習を行う際には，患者が内容を理解できるようにオリエンテーション（視覚的，言語的）を十分に行う．オリエンテーションでは，課題内容を理学療法士が実演し，その後，患者に同じことを実施してもらう．これにより，歩行を障害する因子と残存機能が顕在化され，課題となるリハアプローチを反復し強化していけるのか，または再編が必要とされるのか，などが判断できるからである．

さらに，患者に合わせ運動学習をできる限り可及的に加速させ歩行能力を向上させていく．

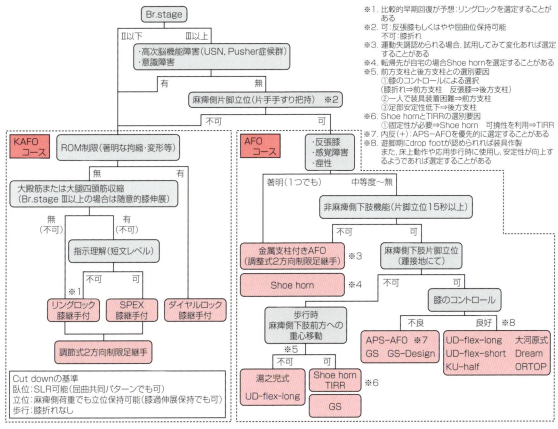

図1 脳卒中下肢装具アルゴリズム表の手順

まず，Brunnstrom stageから始まりⅡ以下の場合は向かって左のKAFOコースへ，Ⅲ以上の場合は向かって右へ進む．Ⅲ以上でも，半側空間無視（USN：Unilateral Special Neglect），Pusher症候群または意識障害を認めればKAFOコースへ進む．また，これらを認めなければ麻痺側片脚立位を行い，明らかな膝折れが認められる場合はKAFOコース，認めなければ右へ進み，AFOコースへと進んでいく過程をとる．

運動学習能力を向上させる要点として，①患者の能動的な参加（興味，関心，注意，意欲），②具体的な目標の設定，③恒常練習（課題特異型，誤り無し）および多様性練習（課題指向型，試行錯誤）の選択と繰り返し，④課題の難易度を段階的に高めていく，⑤適切なフィードバック，⑥学習性不使用の予防，⑦知覚や環境の影響，などがあげられる．

このような点を考慮し，リハプログラムを立案しリハアプローチを展開していく．

早期歩行を実現するための下肢装具の活用方法

1．下肢装具の目的

1）下肢装具の試用と作製について

下肢装具は，治療用装具，更生用装具，または中間（併用）的な位置づけとして，役割や活用を工夫していく．

急性期において，試用装具（ニーブレース，KAFO，AFO：Ankle Foot Orthosis）またはサイズの調整可能な，備品用長下肢装具（Gait Innovation）を患者に経験させ一次選定を行い，必要性を判断する．また，スクリーニングとして，脳卒中下肢装具アルゴリズム表（以

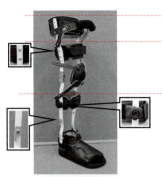
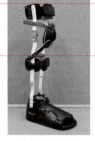

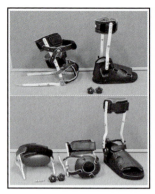
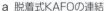

a 脱着式KAFOの連結　　b セミKAFO　　c AFO　　d 脱着式KAFOの構成パーツ

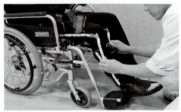

e 車いす乗車時におけるKAFOとAFOへの変更

図2　脱着式KAFOの特徴

a：脱着式KAFO．2本のノブ，フック，4本のネジで連結されている．
b：セミKAFO．大腿部のカフを1つ取り除いたセミKAFO．
c：AFO．両側金属支柱付AFO．
d：脱着式KAFOの構成パーツ．2本のノブで簡単にAFOに変更できる．大腿部においては，大腿部のカフを4本のネジで分割できる．
e：車いす乗車時におけるKAFOとAFOへの変更．車いす乗車時に簡単に脱着可能である．

下，アルゴリズム表）（**図1**）は，装具を選定する際の参考となる．また，下肢装具の適応は，麻痺・感覚の重症度，痙縮の程度，変形の有無，立位保持能力，歩行能力，活動量，高次脳機能，回復経過中の変化や予後によって判断される．

作製に至るまでに十分な検討を行ったうえで，早期に下肢装具を導入していくことは重要である．患者は早期に下肢装具を経験することで，装具療法の目的を理解し受け入れ易く，下肢関節の拘縮や代償歩行の予防にもつながる．

装具の作製で考慮する点は，継続したリハが必要な患者は，回復期リハ病棟に転院後，オーダーメイドで作製（治療用装具）することが望ましい．これは，病院（病棟）間でのリハ方針の相違や情報共有ができていないと装具が無駄になってしまうことや，大幅な装具の修正が必要となってくるためである（下肢装具の種類や構造，継ぎ手に関しては専門書を参照されたい）．

2）脳卒中下肢装具アルゴリズム表の紹介（図1）

アルゴリズム表は，装具の機能的特徴，使用環境あるいは予後予測において，身体機能面〔BRS（Brunnstrom Stage），筋緊張，感覚障害〕，高次脳機能障害，歩容などを参考に作成されている[9]．上から順に，患者の情報を選択項目に照らし合わせていくことで最終的に装具選定の参考となる．

まず，BRS Ⅱ以下の場合はKAFOコースへ，Ⅲ以上の場合はAFOへ進む．Ⅲ以上でも，USN，Pusher症候群または意識障害（遷延性）が認められた場合や，麻痺側片脚立位を行い，明らかな膝折れが認められた場合もKAFOコースとなる．AFOでは，各条件により金属支柱付AFOとプラスチックAFOに分かれる．

最終的には，本人，多職種（主治医，理学療法士，義肢装具士）で歩行状態を確認し，患者本人の装着感や歩行時の感想なども考慮して医師の処方のもと装具を作製する．

3）脱着式 KAFO（KAFO および AFO 併用）の紹介

脱着式 KAFO は，2 本のノブで KAFO と AFO に簡単に変更できることが特徴である．また，2 本のノブ，フック，4 本のネジで連結されており，大腿部のカフの分割もネジで調整可能である．さらに，車いす乗車時にも簡単に脱着可能である（**図 2**）．

重症脳卒中患者においては，歩行や生活場面に応じて下肢装具を使い分けることが必要となり，脱着式 KAFO は，中間的（併用）な位置づけの下肢装具となる．

KAFO の基本構造について，膝継手は Ring lock 膝継手，もしくは SPEX（伸展補助装置付），足継手は調節式 2 方向制御足継手（ダブルクレンザック），GS（ゲイトソリューション）である．下腿部分は両側金属支柱付 AFO である．これらは，必要に応じて工夫・改良していくと良い．

2．下肢装具の活用方法

1）歩行に必要な機能向上のための基本動作

歩行に必要な機能を向上させるための基本動作（座位，立位，寝返り，起き上がり，立ち上がり，移乗，歩行，車いす）のリハアプローチを歩行練習と並行して行う．

重症脳卒中患者に対しては，ベッドでの起居動作や排泄動作が介助であっても，移動手段としての車いす駆動や下肢装具を活用した立位，歩行練習を並列的に開始し，相乗的に能力を向上させていく．また，立位や歩行練習（短距離）を開始すると患者の意欲向上や情動の表出にも良い影響がみられる．

ベッド上での練習においても歩行を想定した運動を実施する．

端座位においては，対称的な筋活動の促通が行いやすいため，バランス反応の促通を実施し，体幹機能を改善させる．

また，起立や立位では，下肢装具が必要であれば活用していく．起立では，まずは非麻痺側を中心として開始するが，徐々に麻痺側へも荷重を促していく．立位では，ワイドベースより開始し，抗重力伸展活動を促通する．また，頭部のコントロール，下肢の伸展コントロール，抗重力位を保持し，その後分離運動を促通していく．活動性が高い患者は積極的に重心移動を伴う運動，支持面が変化していく運動へとつなげる．

2）下肢装具を用いた歩行練習の取り組み（脱着式 KAFO を中心に）

下肢装具を活用した立位・歩行練習は，理学療法士が介助しながら平行棒や歩行補助具を使用し活動量を増加させていく．下肢装具は足部の制御を代償し，足底を支持面に安定させることで，重心移動や股関節-体幹-頭部のハンドリングがしやすくなり，理学療法士の介助量軽減とともに，患者側も不安定な状態での立位を回避することで安心感が得られ，双方に効果的となる．

また，重症脳卒中患者で KAFO を活用することは，安定性を補償したうえで，下肢練習量を多くすることや重力位での介入が行いやすくなる．しかし，病棟の ADL において KAFO は実用的でなく，裸足であれば移乗や移動動作において不安定となる．そのため，病棟で AFO を使用することで転倒リスクおよび介助量の軽減につながり，AFO の使用が実用的となる．

回復期のリハにおいては，脱着式 KAFO は理学療法士が立位・歩行練習で使用し，AFO は病棟において多職種（理学療法士，作業療法士，看護師）による移乗動作・排泄動作での ADL 練習に活用でき，早期の実用的な歩行能力の改善につなげていく．歩行獲得に向けて下肢装具は，職種間の役割分担，専門性と協業性を図る中で役割を果たしている．

KAFO を活用した歩行練習において，歩行

状態を分析しながらKAFOからセミKAFOへ，またAFOから裸足へと段階的に移行していく．移行する目安として，①KAFOで膝継手の制御を解除した状況での歩行状態は安定しているか，②KAFOでの歩行とAFOでの歩行の違いはどうであるか，③AFOでの移乗・排泄動作時と歩行時の違いはどうであるか，などがあげられる．

機能的には，臥位で下肢伸展挙上運動が可能である，立位で麻痺側荷重でも立位保持が可能である（アルゴリズム表を参考）などを評価し，AFOへのカットダウンへと進めていく．

一方，AFOから練習を開始できる患者であれば，AFOを試用し，必要であればAFO（治療用装具）を作製する．リハでは，応用歩行（横歩き，階段昇降，屋外など）の練習も実施し，痙縮の増強も考慮する必要性があるので，耐久性のあるAFO（素材，継手）の選択が望ましい．

経過の中で，機能の回復や退院先の生活環境（例：屋内裸足，屋外装具など）に合わせ，プラスチック装具（更生用装具）の作製を行い，裸足での練習も状況に合わせ強化していく．

実用歩行においては，Dual Task（荷物を持って，会話，障害物）などの課題，および環境では，道路，坂，階段，砂利，通勤（公共機関）など具体的な生活状況下を想定し練習を行っていく．

3．脱着式KAFOを活用したADLの効果

先行研究において，回復期リハ病棟で早期に脱着式KAFOを作製し，リハアプローチを行った脳卒中片麻痺患者99名（発症から回復期病院入院までの期間21.2±10.3日，入院時：下肢のBRSはⅠ20名・Ⅱ48名・Ⅲ20名・Ⅳ11名，意識障害53.5%，USN 51.5%，Pusher症候群48.5%）の下肢機能（BRS）とFIM項目について検討している[10]．

下肢機能（BRS）の回復とmotor FIM（以下，mFIM）について，下肢の機能回復が困難であった退院時BRS Ⅲ・Ⅳ群でも，装具装着によるADL（移乗・移動）は向上している．また，mFIMでの移動項目に関して，退院時に病棟内実用歩行が自立（修正・完全）した患者においては，入院時Ⅰ・Ⅱ群で17.9%，Ⅲ・Ⅳ群で37.0%が，なんらかの歩行補助具（装具なし含む）を利用して歩行が自立している．

身体の機能的な制限，または高次脳機能障害があってもAFOを活用することで，ADLおよび歩行能力は改善する．歩行自立をゴールにできない患者でも，脱着式KAFOを目的に応じて使い分けることで，介助量の軽減やADLの向上を図ることが可能である．

早期歩行練習の実践例

1．KAFOを活用した基本的な運動療法

KAFOを使用したバランス，歩行練習の例をあげる（図3）．

歩行パターン（立脚期，遊脚期，両脚支持期）の中で，必要な筋活動の促通，重心コントロール，バランス感覚を学習させていく．

例えば，①利用できる装具を活用する，②起立-着座は，膝継手のロックを解除して実施，③平行棒内での歩行，④平行棒内での応用歩行，バランス練習（左右，前後へのバランス練習），平行棒を背に左右への荷重，介助しての横歩き，⑤方向転換は，右回りと左回りの両方向を練習，⑥Side Walker Cane，四脚杖，介助歩行，階段でのステップ練習，⑦ベッドや壁を使用し，上肢，臀部，背部の支持面を変化させて立位バランスの練習，⑧課題指向型での立位，歩行，平行棒を拭きながら，前後への荷重練習と前進歩行，ボールなどを使用する．また，⑦，⑧は高次脳機能障害（USN

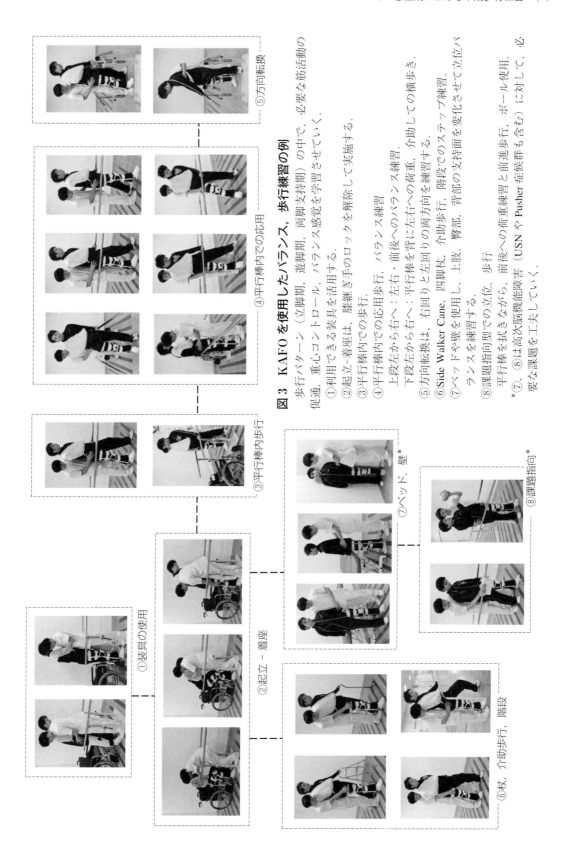

図3 KAFOを使用したバランス、歩行練習の例

歩行パターン（立脚期，遊脚期，両脚支持期）の中で，必要な筋活動の促通，重心コントロール，バランス感覚を学習させていく．

①利用できる装具を活用する．
②起立-着座は，膝継ぎ手のロックを解除して実施する．
③平行棒内での歩行．
④平行棒内での応用歩行，バランス練習
　上段左から右へ：左右・前後へのバランス練習，介助しての横歩き．
　下段左から右へ：平行棒を背に左右左右への荷重，階段でのステップ練習．
⑤方向転換は，右回りと左回りの両方向を練習する．
⑥Side Walker Cane，四脚杖，介助歩行，階段．
⑦ベッドや壁を使用し，上肢，臀部，背部の支持面を変化させて立位バランスを練習する．
⑧課題指向型での立位，歩行．前後への荷重練習と前進歩行，ボール使用．
*⑦，⑧は高次脳機能障害（USNやPusher症候群も含む）に対して，必要な課題を工夫していく．

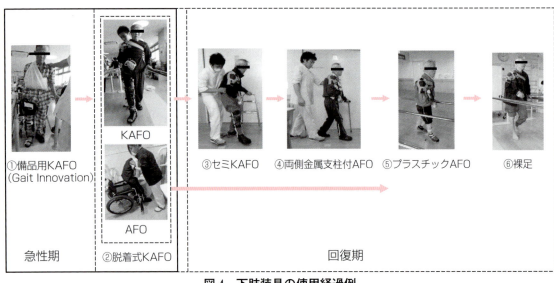

図4 下肢装具の使用経過例

急性期：
　①備品用 KAFO で試用
急性期～回復期：
　②脱着式 KAFO（オーダーメイドで作製），歩行練習では KAFO，移乗練習では AFO を活用する．
　③セミ KAFO
　④両側金属支柱付 AFO
　⑤プラスチック AFO
　⑥裸足

や Pusher 症候群）に対して必要な課題を工夫する，などがあげられる．

2．脱着式 KAFO を活用した歩行練習の一例

図4は，下肢装具の使用経過の一例を示す．

症例は，脳梗塞（左内包後脚ラクナ梗塞）で右片麻痺を発症し，急性期病院にて入院治療後（誤嚥性肺炎合併），2週間後に回復期リハ病院へ転院となった．急性期病院では，ベッドサイドリハ中心（臥床）であり，回復期リハ病院入院後もバイタルサイン不安定のため，リスク管理のもと徐々に離床を開始した．

下肢装具の使用経過では，①備品用 KAFO（試用装具）で，起立，立位，歩行の評価，リハアプローチを開始，②オーダーメイドで脱着式 KAFO を作製し，歩行練習では KAFO，移乗練習では AFO を併用する．また，③セミ KAFO と歩行補助具，④両側金属支柱付 AFO と歩行補助具，⑤プラスチック AFO と歩行補助具，⑥裸足と歩行補助具，を活用し歩行に対しリハアプローチを実践してきた．

特に，急性期においては，①，または②（歩行練習と移乗練習）に関して，備品用および試用 KAFO を用いて，ほかの患者においても，評価およびリハアプローチに活用できる．

Conclusion

　急性期の早期歩行練習の意義は，早期に歩行練習を開始することで，不要な安静臥床期間による廃用症候群や合併症を予防し，残存している皮質脊髄路や一次運動野の興奮性を維持向上させ，早期の ADL の改善，歩行（移動手段）の獲得および社会生活の復帰につなげていくことにある．

　下肢装具の活用方法においては，試用装具（ニーブレース，KAFO，AFO）を患者に経験させ必要性を判断する．なお，KAFO を作製するのであれば，歩行や活動場面に応じて KAFO および AFO を使い分けることができる脱着式 KAFO が効果的である．

　早期歩行の実践では，下肢装具を活用し歩行パターン（立脚期，遊脚期，両脚支持期）の中で，必要な筋活動の促通，重心コントロール，バランスを学習させ，歩行（移動手段）の獲得および社会生活の復帰につなげていく．

文　献

1) 高草木　薫：運動機能の神経機構．土屋和雄，他（編）：身体適応—歩行運動の神経機構とシステムモデル．オーム社，2010，pp1-24
2) 近藤克則，他：脳卒中早期リハビリテーション患者の下肢筋断面積の経時的変化—廃用性筋萎縮と回復経過．リハビリテーション医学　34：129-133，1997
3) 日本脳卒中学会脳卒中ガイドライン委員会（編）：脳卒中治療ガイドライン 2015．協和企画，2015，pp288-291
4) 原　寛美：脳卒中運動麻痺回復可塑性理論とステージ理論に依拠したリハビリテーション．脳外誌　21：516-526，2012
5) 内山　靖：症候障害学序説—理学療法の臨床思考過程モデル．文光堂，2006，pp1-10
6) 高草木　薫，他：脳幹・脊髄の神経機構と歩行．Brain Nerve　62：1117-1128，2010
7) 二木　立：脳卒中リハビリテーション患者の早期自立度予測．リハビリテーション医学　19：201-223，1982
8) 辻　哲也，他：入院・退院時における脳血管障害患者の ADL 構造の分析—機能的自立度評価表（FIM）を用いて—．リハビリテーション医学　33：301-309，1996
9) 駒水可奈恵，他：脳卒中下肢装具アルゴリズムの検証と展望．日本義肢装具学会誌　32：95，2016
10) 河津弘二，他：長下肢装具による脳卒中片麻痺の運動療法の取り組み．PT ジャーナル　45：209-216，2011

6 急性期における合併症予防①
—麻痺側肩関節疼痛

河尻博幸[*1]

🔒 Key Questions

1. 麻痺側肩関節疼痛の病態とは
2. 麻痺側肩関節の疼痛発生に影響する因子とは
3. 麻痺側肩関節保護の実践例

脳卒中後の合併症としての麻痺側肩関節疼痛

脳卒中後にはさまざまなタイプの疼痛が発生することが報告されている（図1）[1]．なかでも麻痺側肩関節疼痛は臨床において比較的よく経験し，上肢機能や日常生活動作（ADL：Activities of Daily Living）の回復を妨げ入院期間を長期化[2]させるのみでなく，生活の質を低下させ[3]，抑うつ状態にも影響する[4,5]など，脳卒中発症早期から注意すべき合併症の一つである．

麻痺側肩関節疼痛の病態とは
（表1）

肩関節疼痛は脳卒中発症後2カ月頃[5-7]をピークとして，早期から発生する[8]．肩関節疼痛の発生率は5～84%[9,10]と報告によって様々である．この理由としては，対象（脳卒中全体，リハビリテーション対象者）肩関節

表1 麻痺側肩関節疼痛の各病態発生率

病　態	発生率
軟部組織損傷※1	
腱板損傷	21～35%
上腕二頭筋長頭腱炎	46～55%
肩峰下滑液包炎	18～51%
癒着性関節包炎	50%
神経障害性疼痛※2	
中枢性疼痛	4～12%
肩手症候群	23～27%
末梢神経障害	不明

※1 麻痺側肩関節疼痛を有する対象者での発生率（文献2, 11～13）より引用）
※2 リハビリテーション対象者での発生率（文献6, 14～16）より引用）

疼痛の評価方法（安静時，他動運動時，ADL上）や，対象者の発症後の時期（急性期，回復期，維持期）が報告によって異なることが挙げられる．例えば，「麻痺側肩関節疼痛の発生率は脳卒中全体では22～23%であるが，機能障害の重度な者がより多いと考えられるリハビリテーション対象者では54～55%と高くなる」[9]．

肩関節疼痛の病態は，「軟部組織の損傷による疼痛」と「神経障害性疼痛」に分類でき，これらが混在している場合も少なくない．

[*1] Hiroyuki Kawajiri/愛知医科大学病院リハビリテーション部

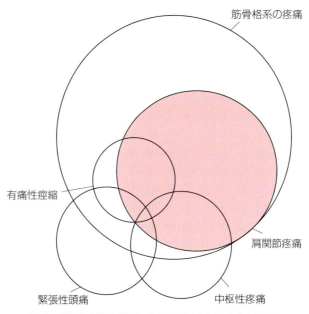

図1 脳卒中後に発生する疼痛（文献1）より引用）

1．軟部組織の損傷による疼痛

　脳卒中患者では脳損傷に基づく機能障害によって，麻痺側肩関節の安定性や可動性が障害されるとともに，麻痺側上肢の保護も不十分となる．そのため，更衣などのADLを獲得する過程における不適切な動作や，リハビリテーション場面での関節可動域訓練の際に，肩関節周囲の軟部組織に対して過剰な伸張やインピンジメントimpingement（挟み込み）による機械的ストレスが繰り返し加わり，軟部組織の損傷が引き起こされる．実際，脳卒中後に肩関節疼痛を認める患者では，腱板損傷，上腕二頭筋長頭腱炎，肩峰下滑液包炎，癒着性関節包炎などの存在が示されている[13,17]．また，これらの軟部組織損傷が脳卒中発症直後からすでに約50％の患者に認められ，退院時には約70％へ増加したとの報告もある[17]．

　一般に肩関節は加齢による変性を生じやすいとされている[18]．脳卒中患者には高齢者が多いため，肩関節の加齢変性によりADLやリハビリテーションなどにおいて軟部組織を損傷しやすく，肩関節疼痛の発生頻度が高くなっていると考えられる．

2．神経障害性疼痛

　脳卒中後に発生する神経障害性疼痛には，肩手症候群，中枢性疼痛，末梢神経の障害による疼痛などがある．これらの神経障害性疼痛は肩関節疼痛の原因や増強因子になることが考えられるが，現在のところその関連性について明確な結論はでていない[9]．

　肩手症候群は反射性交感神経性ジストロフィーや複合性局所疼痛症候群とも称され，肩の疼痛に加え，手の熱感，腫脹を伴う臨床症状を呈する症候群である．脳卒中患者における発生率は，報告により診断基準が異なるため様々であるが20％程度[6,16]とされる．診断基準としては，反射性交感神経性ジストロフィー[19]や複合性局所疼痛症候群[20]などの基準がある．

　中枢性疼痛は視床痛がその代表とされる．脳卒中患者の10％程度に生じ，発症後1〜2カ月ほどで出現することが多い[21]．身体部位では上肢に認められることが多いが，下肢などほかの部位にも出現し[22]，持続的あるいは

表2 麻痺側肩関節の疼痛発生に影響する因子

分類	因子	
軟部組織損傷	過剰な伸張 impingement	運動麻痺 筋緊張異常 関節可動域制限
神経障害性疼痛	繰り返される機械的ストレス 神経系の機能的変化 末梢神経の牽引・絞扼・圧迫	肩関節亜脱臼 感覚障害 高次脳機能障害 加齢変性

間欠的に自発痛がみられる．

また，末梢神経障害による疼痛は弛緩性麻痺など脳卒中後の機能障害によって，末梢神経が絞扼や圧迫を受けることに起因して発生する．

麻痺側肩関節の疼痛発生に影響する因子とは（表2）

1．軟部組織損傷に影響する因子

1）運動麻痺

肩甲上腕関節では三角筋や腱板筋の働きにより関節の安定性が保たれている．また，その土台となる肩甲胸郭関節においても肩甲骨を取り囲む筋群によって安定化がはかられ，肩甲上腕関節とともに肩関節複合体として機能している．運動麻痺はこれらの安定化機構を破綻させ，関節不安定性を招くことで軟部組織損傷を引き起こしやすくする．また，運動麻痺は不動による関節可動域制限の原因にもなり，肩関節疼痛の発生リスクを高くする．

2）筋緊張異常

脳卒中患者では上位運動ニューロン障害によって，筋緊張の低下（弛緩性麻痺）や亢進（痙性麻痺）といった筋緊張異常を生じる．筋緊張の低下は肩関節亜脱臼や関節不安定性を招き，亢進は関節可動域制限の原因となる．筋緊張亢進についてはその影響を示すものとして，肩甲下筋へのボツリヌス毒素の投与が肩関節疼痛の軽減に有効であったとする報告などがある[23]．

3）関節可動域制限

関節可動域制限は発生頻度の高い合併症であり，脳卒中発症後の疾病管理や運動麻痺をはじめとする機能障害によって，関節運動が減少することを主な原因とする．麻痺側上肢では内転，内旋筋群が優位に働く状態になりやすいことなどから，屈曲，外転，外旋の制限を生じやすい．このなかでも特に外旋制限は肩関節疼痛の発生に影響することが指摘されている[24]．

関節可動域制限が存在すると，更衣動作などのADLを行う際に可動範囲を超えた運動を行う機会が増え，機械的ストレスを生じやすくなる．特に麻痺側の肩関節可動域は日中に比べ朝の時間帯に減少することが多く，朝の時間帯に行うADLには注意が必要である．また，関節可動域制限は肩関節疼痛の原因となる一方で，肩関節疼痛を生じた結果として関節可動域が制限されるという相互関係が存在することにも留意する必要がある．

4）肩関節亜脱臼

肩関節亜脱臼は運動麻痺や筋緊張低下のため，肩甲上腕関節において上肢の重量を支えることができないことにより発生する．亜脱臼を伴う肩の不安定性はADLや関節可動域訓練時に，過度な伸張やインピンジメントを生じやすくする．亜脱臼と肩関節疼痛との関連には過去の報告において一定の見解は得られていないが，この理由の一つとして肩関節疼痛発生には亜脱臼の程度のみでなく，機械的ストレスの程度や頻度なども影響するためと考えられる[9]．

5）感覚障害・高次脳機能障害

表在感覚[25,26]，深部感覚[26]，半側空間無視[27]の障害はいずれも肩関節疼痛との関連が報告されている．感覚障害や高次脳機能障害の存在は，ADLにおいて麻痺側上肢の保護を不十分にし，肩関節へ機械的ストレスを生じやすくさせる原因となる．

2．神経障害性疼痛の発生に影響する因子

神経障害性疼痛の発生に影響する因子の多くは明らかとなっていない．肩手症候群では麻痺，亜脱臼，手の浮腫などの関与が指摘され，運動機能障害が重度であるほど出現しやすい．肩手症候群を認める患者の多くは先行して肩関節疼痛を生じており，肩関節への繰り返される機械的ストレスが主要な原因のひとつと考えられている[6]．

中枢性疼痛では感覚野への求心路のいずれかの部位での障害と，その後生じる神経系の機能的変化が関与することが指摘されている[21]．また，感覚障害は肩関節疼痛を持続させる因子となる可能性が示唆されており，慢性的な肩関節疼痛を有する患者においては温痛覚障害とともにアロディニアの頻度が多く，関連するメカニズムとして中枢神経系の感作や脱抑制が考えられている[26]．

末梢神経の障害による疼痛では，腋窩神経に対する肩関節亜脱臼による牽引[28]や，四辺形間隙における圧迫[29]が肩関節疼痛の原因となることがある．四辺形間隙は小円筋，大円筋，上腕三頭筋長頭，上腕骨近位端で構成され，これらの筋群の拘縮や筋緊張亢進により，この部位を通過する腋窩神経が圧迫される[30]．その症状は腋窩神経領域における疼痛，筋力低下，感覚障害であるが，脳卒中患者では元来，肩関節疼痛は出現しやすく，機能障害も存在している例が多いため，臨床上見落とされることが多い．また，関節可動域訓練やストレッチングによって四辺形間隙が狭小化し腋窩神経の圧迫を強めることで，症状を増悪させる場合があるため注意が必要となる．

麻痺側肩関節保護の実践例

肩関節疼痛に対しては麻痺側の上肢を適切に保護し，小さな機械的ストレスが繰り返されることのないよう予防することが最も重要である．このため早期から患者や家族に対して保護の方法を指導するとともに，すべての関連するスタッフが肩関節疼痛の危険性や対応について共通の理解をもつ必要がある．

1．麻痺側肩関節疼痛の評価

評価では肩関節疼痛発生の危険性が高い患者を予測し，疼痛発生を早期に発見することが重要となる．先述した肩関節疼痛の発生に影響する因子に加えて，ADLにおいて肩関節へ機械的ストレスを生じていないか評価する．特に更衣動作や起居動作時の上肢の取り扱いに注意する．ADLは訓練場面より実際の生活場面で問題を生じやすく，日中生じていない問題が朝や夜間に生じていることもあるため，様々な場面での評価が必要となる．

また，脳卒中発症後急性期においては，意

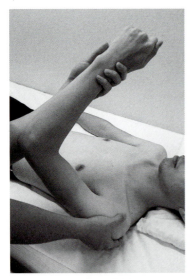

図2　関節可動域訓練

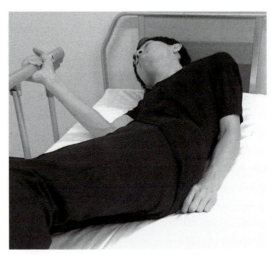

図3　肩関節疼痛の原因となる寝返り動作

識障害や高次脳機能障害の影響によって疼痛に関する問診が困難な患者も少なくない．そのため疼痛評価ではわずかな患者の表情の変化などの非言語的表現を見逃さないようにする．

2．麻痺側肩関節保護の方法

1）関節可動域訓練

　関節可動域訓練は，正常な肩甲胸郭関節，肩甲上腕関節の動きを理解し[31]，肩甲胸郭関節の動きを引き出したうえで，肩甲上腕関節を安定させ，インピンジメント症候群の出現に注意し，ゆっくりと安全な可動範囲を確認しつつ行う．挙上運動は屈曲・外転中間域の挙上しやすい面より開始する．前方への挙上運動では肩甲骨を上方回旋させ，肩甲上腕関節内旋位から開始すると挙上しやすい（図2）．外旋運動にも肩甲胸郭関節の動きが関与することに留意し[32]，下垂位での外旋では肩甲骨を内転させる．関節可動域制限は肩関節疼痛の結果として生じている場合も多く，制限のある運動方向へ疼痛を伴う関節可動域訓練を繰り返せば，むしろ疼痛や可動域制限は増悪してしまうことに注意が必要である．

2）positioning（ポジショニング）

　関節可動域制限を予防するため肩関節を外転，外旋位に保持するなどの治療的なポジショニングは，肩関節疼痛に対する効果は認められていない[33,34]．しかし，臨床において一般的に行われている肩関節疼痛の出現肢位を避ける保護的なポジショニングは有効と考えられる[6,35]．

　臥床時には，タオルやクッションなどを用いて麻痺側の肩甲帯や上肢を支持することが多いが，この方法ではクッション位置のずれや寝返りによって麻痺側手部が背側に回り，肩関節疼痛の原因となることがある（図3）．こうした場合には，麻痺側手部が背側に回らず，患者が窮屈感を感じない程度に三角巾をゆるく装着することでポジショニングを保持する方法がある（図4）[36]．また，麻痺側手部の浮腫の予防を目的として，麻痺側上肢の挙上位保持や手関節の掌屈位を防ぐポジショニングも併せて行う．

3）更衣（上衣）

　ADLにおいて上衣の更衣動作は肩関節疼痛の出現頻度が高い．例として，かぶり服の着衣は麻痺側の袖を肩まで通し，続いて非麻痺側の袖や頭部を通す手順で行われる．この

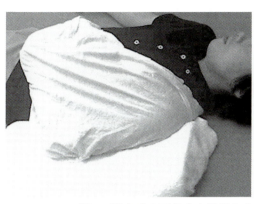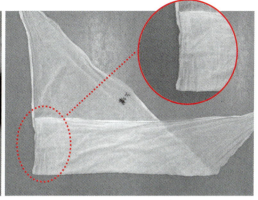

図4 臥床時の三角巾を使用したポジショニング（文献36)より引用）
①上肢が三角巾から抜け落ちないよう，三角巾の肘部分を縫って使用
②寝返りによって麻痺側手部が体幹の背側に回らず，窮屈感を感じない程度に緩く装着
③肩甲帯と上肢を支持するためのタオルやクッションを併用

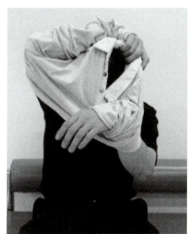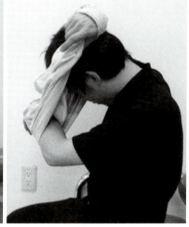

図5 肩関節疼痛の原因となる更衣動作

際，麻痺側上肢の袖通しが不十分な場合には麻痺側肩関節の挙上や外旋が強制され，肩関節疼痛の原因となる（**図5**）．また，日中に比べ朝の時間帯は関節可動域が減少しやすく更衣痛の出現頻度も高い[37]．更衣痛を予防するためには，リハビリテーション場面のみでなく，実際の生活場面での更衣動作を評価し指導を行うとともに，更衣動作を行う前に非麻痺側介助による麻痺側肩関節の挙上運動を疼痛のない範囲で行うことも有効である．

4）移乗・立位・歩行

移乗・立位・歩行時の麻痺側上肢を把持する介助手技は，肩関節疼痛発生の原因となる場合もあるため注意が必要となる[38]．また，上肢が下垂位となる肢位で，亜脱臼の予防や疼痛軽減を目的に使用される三角巾やスリングの効果は明確ではない[39]．しかし，肩関節疼痛の主要な原因は機械的ストレスにあることから，肩関節保護のため必要と判断される場合には，関節可動域制限や三角巾から手部を下垂することによる浮腫など合併症の出現に注意しつつ使用していく（**図6**）．

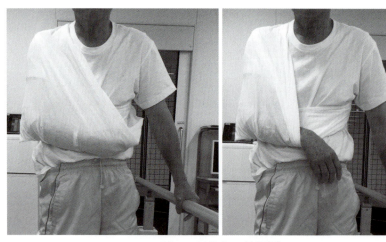

図6 三角巾の使用例
三角巾から手部がはみだし下垂位となりやすいため注意する

おわりに

　脳卒中後の麻痺側肩関節疼痛は発生頻度が高く，わが国のみならず海外の脳卒中後のリハビリテーションに関するガイドラインにも取り上げられるなど主要な合併症の一つである．しかし，神経障害性疼痛の影響など未解明なメカニズムも多く，一般的に実施されている治療に関してもその効果は十分に示されていない．今後，さらなるメカニズムの解明と理学療法のみならずほかの医学的治療も含めた対応する治療の効果検証を行い，エビデンスを構築していくことが必要である．

Conclusion

　脳卒中患者の麻痺側肩関節疼痛は，軟部組織の損傷による疼痛と神経障害性疼痛に分類できる．多くの患者では，脳卒中後の機能障害により肩関節の安定性や可動性が障害され，加えてADLやリハビリテーション場面での不適切な動作や運動により軟部組織に対する小さな機械的ストレスが繰り返されることで，軟部組織を損傷し肩関節疼痛が発生している．このような疼痛発生メカニズムに影響する因子には運動麻痺，筋緊張異常，関節可動域制限，亜脱臼，感覚障害，高次脳機能障害などがある．肩関節疼痛は麻痺側の上肢を機械的ストレスから適切に保護し，その発生を予防することが最も重要であり，関連するすべてのスタッフで対応していく必要がある．

文 献

1) Klit H, et al：Central post-stroke pain：clinical characteristics, pathophysiology, and management. *Lancet Neurol* **8**：857-868, 2009
2) Barlak A, et al：Poststroke shoulder pain in Turkish stroke patients：relationship with clinical factors and functional outcomes. *Int J Rehabil Res* **32**：309-315, 2009
3) Chae J, et al：Poststroke shoulder pain：its relationship to motor impairment, activity limitation, and quality of life. *Arch Phys Med Rehabil* **88**：298-301, 2007
4) Savage R, et al：The relationship between adult hemiplegic shoulder pain and depression. *Physiother Can* **34**：86-90, 1982
5) Gamble GE, et al：Post stroke shoulder pain：more common than previously realized. *Eur J Pain* **4**：313-315, 2000
6) Braus DF, et al：The shoulder-hand syndrome after stroke：a prospective clinical trial. *Ann Neurol* **36**：728-733, 1994
7) Jespersen HF, et al：Shoulder pain after a stroke. *Int J Rehabil Res* **18**：273-276, 1995
8) Ratnasabapathy Y, et al：Shoulder pain in people with a stroke：a population-based study. *Clin Rehabil* **17**：304-311, 2000
9) Kalichman L, et al：Underlying pathology and associated factors of hemiplegic shoulder pain. *Am J Phys Med Rehabil* **90**：768-780, 2011
10) Turner-Stokes L, et al：Shoulder pain after stroke：a review of the evidence base to inform the development of an integrated care pathway. *Clin Rehabil* **16**：276-298, 2002
11) Shah RR, et al：MRI findings in the painful poststroke shoulder. *Stroke* **39**：1808-1813, 2008
12) Lo SF, et al：Arthrographic and clinical findings in patients with hemiplegic shoulder pain. *Arch Phys Med Rehabil* **84**：1786-1791, 2003
13) Lee IS, et al：Sonography of patients with hemiplegic shoulder pain after stroke：correlation with motor recovery stage. *Am J Roentgenol* **192**：40-44, 2009
14) Kuptniratsaikul V, et al：Complications during the rehabilitation period in Thai patients with stroke：a multicenter prospective study. *Am J Phys Med Rehabil* **88**：92-99, 2009
15) Kong KH, et al：Prevalence of chronic pain and its impact on health-related quality of life in stroke survivors. *Arch Phys Med Rehabil* **85**：35-40, 2004
16) Van Ouwenaller C, et al：Painful shoulder in hemiplegia. *Arch Phys Med Rehabil* **67**：23-26, 1986
17) Huang YC, et al：Physical findings and sonography of hemiplegic shoulder in patients after acute stroke during rehabilitation. *J Rehabil Med* **42**：21-26, 2010
18) Petersson CJ：Degeneration of the gleno-humeral joint. An anatomical study. *Acta Orthop Scand* **54**：277-283, 1983
19) Kozin F, et al：The reflex sympathetic dystrophy syndrome (RSDS). Ⅲ. Scintigraphic studies, further evidence for the therapeutic efficacy of systemic corticosteroids, and proposed diagnostic criteria. *Am J Med* **70**：23-30, 1981
20) 眞下　節, 他：神経障害性疼痛・複合性局所疼痛症候群 (CRPS). 診断と治療　**101**：1699-1705, 2013
21) Kumar B, et al：Central poststroke pain：a review of pathophysiology and treatment. *Anesth Analg* **108**：1645-1657, 2009
22) Widar M, et al：Long-term pain conditions after a stroke. *J Rehabil Med* **34**：165-170, 2002
23) Yelnik AP, et al：Treatment of shoulder pain in spastic hemiplegia by reducing spasticity of the subscapular muscle：a randomised, double blind, placebo controlled study of botulinum toxin A. *J Neurol Neurosurg Psychiatry* **78**：845-848, 2007
24) Zorowitz RD, et al：Shoulder pain and subluxation after stroke：correlation or coincidence? *Am J Occup Ther* **50**：194-201, 1996
25) Gamble GE, et al：Poststroke shoulder pain：a prospective study of the association and risk factors in 152 patients from a consecutive cohort of 205 patients presenting with stroke. *Eur J Pain* **6**：467-474, 2002
26) Roosink M, et al：Somatosensory symptoms and signs and conditioned pain modulation in chronic post-stroke shoulder pain. *J Pain* **12**：476-485, 2011
27) Joynt RL：The source of shoulder pain in hemiplegia. *Arch Phys Med Rehabil* **73**：409-413, 1992
28) Tsur A, et al：Axillary nerve conduction changes in hemiplegia. *J Brachial Plex Peripher Nerve Inj* **3**：26, 2008
29) 柳瀬敦志, 他：脳卒中後の肩関節痛に quadrilateral space syndrome が影響した一例. 第 31 回日本私立医科大学理学療法学会抄録集　**31**：30, 2013
30) Cahill BR, et al：Quadrilateral space syndrome. *J Hand Surg Am* **8**：65-69, 1983
31) Ludewig PM：Motion of the shoulder complex during multiplanar humeral elevation. *J Bone Joint Surg Am* **91**：378-389, 2009
32) 関　展寿, 他：肩関節下垂位内外旋における肩甲上腕リズム—磁気センサー式三次元空間計測装置を用いた

動作解析―．関節外科 **28**：22-26, 2009
33) Ada L, et al：Thirty minutes of positioning reduces the development of shoulder external rotation contracture after stroke：a randomized controlled trial. *Arch Phys Med Rehabil* **86**：230-234, 2005
34) Dean CM, et al：Examination of shoulder positioning after stroke：a randomised controlled pilot trial. *Aust J Physiother* **46**：35-40, 2000
35) 若林秀隆，他：上肢管理と障害受容．総合リハビリテーション **28**：1133-1137, 2000
36) 林 泰堂，他：脳卒中患者の麻痺側肩関節の疼痛に対する三角巾を使用した夜間ポジショニングの効果．愛知県理学療法学会誌 **24**：13-17, 2012
37) 柳瀬敦志，他：脳卒中片麻痺者における上衣更衣動作自立後の肩関節痛について―縦断調査による検討．日本作業療法学会抄録集 **46**：289, 2012
38) Wanklyn P, et al：Hemiplegic shoulderpain（HSP）：natural history and inbestigation of associated features. *Disabil Rehabil* **18**：497-501, 1996
39) Ada L, et al：Supportive devices for preventing and treating subluxation of the shoulder after stroke. *Stroke* **36**：1818-1819, 2005

7 急性期における合併症予防②
―誤嚥性肺炎

伊藤沙織[*1]　神津　玲[*1,2]

> 🔒 **Key Questions**
> 1. 脳卒中急性期における誤嚥性肺炎の発生頻度と病態は
> 2. 誤嚥性肺炎に対する理学療法とは ―予防と早期改善のために
> 3. 経口摂食開始期における理学療法の役割とは

はじめに

　脳卒中患者において嚥下障害は，誤嚥の危険性を高め，生命の危機に直結する重大な問題となる．また，それに起因する誤嚥性肺炎の管理は難渋しやすく，理学療法の進行の妨げとなることも少なくない．その結果，治療が長期化し，機能および生命予後の悪化に結びつく可能性が大きい．従来，誤嚥性肺炎を発症すると理学療法は中止になることが少なくなかった．しかしながら私たち理学療法士は，治療介入を中止して経過を観察するだけにとどまらず，理学療法の専門的知識と技術を駆使してその治療管理に関わることで誤嚥性肺炎の早期改善に貢献し，脳卒中に対する本来の運動療法を速やかに再開できるよう努める必要がある．

　本稿では，脳卒中急性期において高率に合併する誤嚥性肺炎の予防と治療介入に特化した理学療法の実際について解説する．

脳卒中急性期における誤嚥性肺炎の発生頻度と病態

1．脳卒中急性期における誤嚥性肺炎の発生頻度

　脳卒中急性期の全身状態は不安定であり，新たにさまざまな合併症を発症することが少なくない．中でも呼吸器合併症の発症率は高く，Langhorneら[1]は22％であったことを報告している．呼吸器合併症のほとんどが肺炎であり，その原因は嚥下障害によるところが大きい．嚥下障害に起因する肺炎，すなわち誤嚥性肺炎である．嚥下障害は急性期脳卒中患者の実に70％に合併するとされ[2]，一般的な合併症として認識する必要がある．

　脳卒中急性期に合併する誤嚥性肺炎は嚥下障害によるものだけでなく，加齢も大きく関与している（老嚥[3]）．加齢に伴い気道防御反射（嚥下反射，咳嗽反射）が低下するため，経口摂食が可能な症例でも潜在的な嚥下障害を有している場合がある．特に，睡眠中など無意識のうちに微量の唾液や逆流した胃内容物などを誤嚥する不顕性誤嚥（唾液誤嚥ともいう）が肺炎の発症に深く関与していること

[*1] Saori Ito/長崎大学病院リハビリテーション部
[*2] Ryo Kozu/長崎大学大学院医歯薬学総合研究科内部障害リハビリテーション学

表1 摂食・嚥下の段階各期[4]

段階	定義
1. 認知期	食物を認知する段階.
2. 捕食	口唇と前歯で食物を口に取り込む段階.
3. 口腔準備期	咀嚼・食塊形成の段階. 食物を砕き,唾液と混合して嚥下しやすい形態に整える過程.
4. 口腔期(咽頭への送り込み)	咽頭に送り込む段階. 舌を口蓋に押しつけ,食物を後方の咽頭に送り込む.
5. 咽頭期(反射期)	嚥下反射の段階. 食物を咽頭から食道へ約0.5秒で運ぶ.
6. 食道期(蠕動期)	食道入口部を通過して食塊が食道へ入り,胃へ運ばれる段階.

が知られている.誤嚥性肺炎は,経口摂食中の食物あるいは嘔吐や胃食道逆流による胃内容物の大量誤嚥(顕性誤嚥)による肺炎よりも,不顕性誤嚥による肺炎が一般的かつ重要な要因である.高齢者の肺炎の70%以上が不顕性誤嚥に基づくといわれており,加齢は脳卒中発症そのもののリスクも高めるため,高齢者はそれだけで誤嚥性肺炎を起こす危険性が高くなるといえる.

2. 正常な摂食・嚥下メカニズムと誤嚥性肺炎

摂食・嚥下とは,外部から水分や食物を口に取り込み,咽頭と食道を経て胃へ送り込む運動であると定義される[4].摂食・嚥下は,①認知期,②捕食(口への取り込み),③口腔準備期(咀嚼・食塊形成),④口腔期(咽頭への送り込み),⑤咽頭期(反射期),⑥食道期(蠕動期)に大別され(**表1**),そのいずれが障害された場合を「摂食・嚥下障害」(以下,嚥下障害)という[5].嚥下障害は,誤嚥性肺炎を生じる単独のリスク要因となる.嚥下障害においては,とかく咽頭期,すなわち嚥下反射による食物の咽頭通過が重要視されるが,食物の認識や上肢を使用した食物の取り込み,咀嚼などといった運動機能や高次脳機能も深く関与しており,一連の流れを円滑にするためには各期に応じた評価と介入のあり方が重要となってくる.理学療法士が,嚥下障害や誤嚥性肺炎を合併する患者に対して,適応を含めた適切な理学療法アプローチを行うためには,正常な嚥下機能とその障害を正しく理解する必要がある.

3. 脳卒中における嚥下障害の病態と原因

嚥下障害は,嚥下に関係する組織や器官の構造に問題はないが,動きが悪いために起こる機能的原因による障害(動的障害)と,構造そのものに異常がある器質的原因による障害(静的障害)に大別できる[6].さらに中枢神経系の障害によって生じる偽性球麻痺と球麻痺に分けることができる.脳卒中患者では動的障害が主であるが,脳の損傷部位に応じて嚥下障害もさまざまな症状を呈する.損傷部位によって発生が予測される症状を理解することも重要といえる.

1)偽性球麻痺と球麻痺

偽性球麻痺とは,延髄神経核の上位ニューロン(皮質延髄路)の障害によって生じる症状を指し,顔面,舌,咽喉頭,咬筋麻痺の症状がある.球麻痺は,延髄の諸脳神経の運動神経核の障害により,発語,発声,嚥下,呼吸,循環などの障害をきたして生じる症状の総称である.また,多くは同時に口輪顔面筋,咀嚼筋の麻痺も伴うため,延髄橋麻痺ともいう[7].

a. 偽性球麻痺に伴う嚥下障害

偽性球麻痺による嚥下障害の特徴として,嚥下に関係する骨格筋の協調性低下と筋力低

下があり，咽喉頭の感覚低下も障害に影響するとされている．偽性球麻痺は嚥下障害とともに構音障害が重要な症状であり，臨床場面でも多く認められる．両側皮質延髄路の障害で起こり，両側性の脳血管障害が主な原因疾患である．

b．球麻痺に伴う嚥下障害

球麻痺による嚥下障害は，咽頭期の嚥下運動障害が主体であり，嚥下反射の惹起遅延や不良，食道入口部開大不全などの障害を認める．リハビリテーションで機能回復が不十分な場合は，手術を考慮される場合もある．脳血管障害の典型例として延髄外側症候群（ワレンベルグ症候群）があげられる．

誤嚥性肺炎に対する理学療法とは─予防と早期改善に向けて

脳卒中急性期における早期リハビリテーションは，日常生活動作（ADL：Activities of Daily Living）の退院時到達レベルの改善とともに，入院期間を短縮する[8]．嚥下障害合併患者においても，発症後7日以内の嚥下機能と経口摂食に対する介入が6カ月後の機能予後を改善し，肺炎の発症を減らすという報告がある[9]．これらは誤嚥性肺炎を含めた嚥下障害合併患者に対する早期介入の有効性を裏づけるものである．

当院の脳卒中ケアユニットにおいても，入院当日あるいは翌日に，医師または看護師によって，水飲みテストが実施され，経口摂食の可否の判断や経管栄養の開始が検討される．嚥下障害が疑われた場合には，言語聴覚士や摂食・嚥下チームのスタッフの介入により嚥下内視鏡検査（図1）や嚥下造影検査を用いた精査，リハビリテーション介入が実施されている．

嚥下障害を有しているからといって必ずしも誤嚥するわけではなく，誤嚥したからと

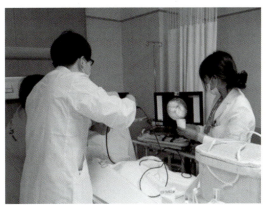

図1　ベッドサイドにおける嚥下内視鏡検査

いって必ずしも肺炎になるわけではない．しかし，脳卒中発症後急性期の患者では咳嗽力の低下や，免疫力および防衛体力の低下など，肺炎を発症するリスクが高い状態にあり，可及的早期に嚥下機能を把握したうえで誤嚥性肺炎の予防策を講じる必要がある．

誤嚥性肺炎に対する理学療法士の役割には，①身体機能の改善による嚥下運動の促進・強化，②不顕性誤嚥の管理，③呼吸機能の改善（呼吸理学療法），④口腔内衛生の維持などがあげられる．

1．身体機能の改善による嚥下運動の促進・強化

嚥下障害患者の頸部の可動性や筋緊張，体幹機能や呼吸状態などは，嚥下機能に重要な影響を及ぼすことが知られている．安定した座位保持能力の獲得や頸部筋緊張の改善，可動性の拡大は日頃の理学療法でも実際に行っているアプローチであり，そこに嚥下運動への意識をもつことで，より嚥下しやすい準備を整えるのに効果的な介入が可能になるといえる．

脳卒中患者の場合，頸部の可動性は同部の異常筋緊張により影響されることが多い．頭部は非麻痺側へ回旋していることが多く，半側空間無視や注意障害など高次脳機能障害を

合併すると，その姿勢は患者本人では修正が困難となる．

嚥下に関わる骨格筋は多岐にわたり，口腔，咽頭，喉頭筋の収縮，弛緩の一連の活動によって成り立っている．その中で，喉頭挙上は舌骨に付着する頤舌骨筋および甲状舌骨筋の作用の合力によってなされるが，舌骨には多数の筋群が付着し，そのバランスによって舌骨の位置が決められるため，頸部筋緊張や姿勢の影響を受けやすくなっている．具体的なアプローチとして，頸部・体幹のリラクセーション，可動性の改善，座位保持能力の向上，喉頭や舌の可動性・運動性の向上，安定した呼吸状態の獲得があげられる．

まず身体活動開始前のコンディショニングとして，頸部や体幹，肩甲帯周囲のストレッチを行い，筋緊張を軽減する．加えて，座位にて姿勢保持練習を行いながら，深呼吸や舌の体操，頸部の自動運動を行うことで頸部の嚥下筋のリラクセーションや覚醒を促す効果が得られる．また，吉田[10]は，シャキア法の変法として「頭部挙上位保持練習」の有効性を示している．これは，仰臥位での頭部挙上位で頭部の重さをサポートし，顎を引くことに対して抵抗を加えることで，少ない負荷で効率よく舌骨上筋が強化できるとしている．

2．不顕性誤嚥の管理

誤嚥性肺炎の予防においては，不顕性誤嚥（唾液誤嚥）をいかにコントロールするかが重要な課題である．不顕性誤嚥のコントロールには日常的な管理が重要であるとされ，後述する毎日の口腔ケアが有用であり，それによって肺炎の発症を予防することができる．また不顕性誤嚥の予防には，体位管理も重要なアプローチといえる．仰臥位は最も誤嚥しやすい体位であり，特に円背の合併や頸椎の屈曲制限を有していると，頸椎が伸展位のままとなるため，唾液誤嚥のリスクが高まる．

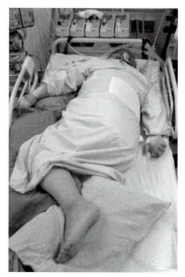

図2　前傾側臥位による体位管理

仰臥位での姿勢管理において，30°仰臥位頸部前屈位は咽頭への送り込みを促し[11]，唾液の誤嚥を予防する有効な姿勢といえる．

また，臨床現場では顔面を下側に向けた側臥位や前傾側臥位（図2）といった体位管理も有効であり，唾液誤嚥が有意に軽減することが確認されている[12]．唾液が口腔外へ自然排出されるよう頸部の位置を調整し，口角部にタオルを置く，あるいは口腔内の唾液を低圧持続吸引にて除去するなどによって対応する．前傾側臥位が困難な場合は後傾側臥位にて頸部を下側へ回旋することで重力によって唾液の流出を促すこともできる．

3．呼吸機能の改善

1）排痰支援

脳卒中急性期では，ひとたび肺炎を発症すると気道分泌物の産生量が増加し，気道内に停滞，貯留する．その際には，効果的な咳嗽を行い，それらを排出する必要がある．しかし，急性期脳卒中患者，特に重症例では咳嗽能力が低下しており，効果的な咳嗽が困難な場合も少なくない．その代用法としてハフィングが有用である．ハフィングはゆっくりと

した吸気の後，口と声門を開いて強く最後まで呼出させる方法である．咳嗽力が弱く，自己にて痰の喀出が困難な場合は，吸引による貯留分泌物の除去を要することもある．しかし，吸引は侵襲的な方法であり，患者への負担が大きいため，気道分泌物を吸引で除去できる部位まで移動させることが必要である．

体位排痰法は重力を利用して気道分泌物を中枢気道へ移動させる方法である．臨床的には，分泌物貯留部位を上にした側臥位を適用することが多い．その際，スクイージングなどの排痰手技や，咳嗽時に呼気に同調した胸部圧迫による咳嗽介助を併用する場合もある．

急性期脳卒中患者では，循環動態の変動や頭部外減圧術後などの理由から一定の体位を制限されていることもあり注意を要する．誤嚥性肺炎の管理においては，前述のとおり吸引による分泌物除去を考慮しなければならない場合も多く，離床開始前に口腔内に貯留した唾液や，気管切開カニューレから中枢気道に貯留した分泌物を除去することが重要であり，身体活動中の誤嚥や喉頭侵入，咳嗽を軽減させることができる．

2）呼吸練習

呼吸と嚥下の関係について，咽頭は空気と食物の共通の通路であり，両者が交差する部位である．それを可能にしているのが，「嚥下性無呼吸」である．嚥下性無呼吸の直後は一般的に呼気が生じるが，吸気が生じるパターンもあり，咽頭残留物の誤嚥につながりやすいとされる[13]．摂食・嚥下の基礎練習として，口すぼめ呼吸や深呼吸は鼻咽腔閉鎖機能の強化や分泌物の誘導喀出の促進に有効である．覚醒状態の良好な患者に対しては，十分な吸気を行ってから息を止め，その後に呼気を勢いよく行う息こらえ嚥下が，誤嚥予防や嚥下と吸気との協調性を高める練習として勧められている．

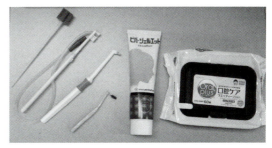

図3　当院で使用している口腔ケア用品の例

4．口腔内衛生の維持

脳卒中発症後は，十分な口腔内衛生の維持，改善が困難であることも少なくない．口腔ケアは，看護師や歯科衛生士，言語聴覚士が主として行っており，理学療法士が専門的な口腔ケアに携わる機会は少ない．口腔内は温度・湿度・栄養の3条件が揃った，細菌が繁殖するのに最適な環境であり，身体の中で最も汚染されやすい部位の一つであるともいわれている．米山ら[14]は，専門的な口腔ケアが肺炎の発症率やそれに伴う死亡率を低下させることを示し，また，口腔刺激の嚥下機能改善効果として，毎日の口腔ケアが口腔内の感覚神経を刺激することで，嚥下反射や咳嗽反射のトリガーとなる神経伝達物質であるサブスタンスPが上昇し，咳嗽および嚥下機能の改善を認めたという報告もある[15]．

理学療法士も介入時には対象者の口腔内の観察を行い，清潔な状態が保たれているか否かを評価する必要がある．また歯科衛生士や言語聴覚士と随時，意見交換をしながら，保湿剤の使用や口腔内に残存した痰の除去など積極的に関与，介入すべきである（図3）．

経口摂食開始期における理学療法の役割

経口摂食開始期は，患者の覚醒状態や耐久性，食欲などさまざまな原因から対象者の摂食量に大きな変動が出ることがあり，栄養状

態によっては経管栄養と併用されるケースもみられる．このような場合，経管栄養投与に長時間を要することもあり，理学療法などその他の活動に制約をきたす可能性も出てきてしまう．この状況で，いかに安全かつ効率的に摂食量をあげていくかが重要になる．

この時期における理学療法士の役割としては，①日中の覚醒リズムを整える，②座位姿勢の工夫により耐久性の向上や姿勢の崩れを予防する，③食事動作の確認により作業療法士と共に自助具の選定などを行うことである．

1．日中の覚醒リズムを整える

意識障害は，脳卒中患者において頻度の高い問題であり，脳損傷が重度であるほど意識障害は遷延し，嚥下機能のみならずADL全般に影響を及ぼす．意識障害には昏睡のような重篤な状態のみならず，傾眠やアメンチアのように外界との接触もある程度保たれているが，持続的な意識の保持が困難な場合や思考の混乱により外界認知が正常にできない状態も含まれる[16]．

安全な経口摂食のためには，食事の際に覚醒し，注意・集中を持続させる必要がある．摂食動作自体が過剰な負担となり，疲労で意識を保てなくなると誤嚥性肺炎のリスクをも高めてしまう．

まず，日中と夜間の覚醒と睡眠のリズムを整え，昼夜逆転をきたさないようにすることが重要である．日中の活動時間の増加に加え，夜間の睡眠を確保するためには，場合によって入眠剤や睡眠剤の処方の検討も必要である．また日中においても，食事の時間に覚醒状態を維持できるよう，理学療法の時間を調整するなど活動と休息のバランスも考慮することが必要となる．食事中の状態を観察しながら，病棟スタッフと共に状況に応じた個別の対応が必要であろう．

2．座位姿勢の工夫により耐久性の向上を図り姿勢の崩れを予防する

快適に過ごせる座位姿勢のためにはシーティング（座位保持）技術が必要となる．適切なシーティングにより目と手の協調性を高め，上肢機能を改善させることで食事や作業活動の拡大を図ることも可能となる．

人が椅子に座る際の指標となる椅子座位姿勢は，矢状面では椅子に深く腰掛けて，骨盤上部と腰椎下部が椅子の背で支えられた状態であり，下肢は床に踵がつき，股関節・膝関節・足関節が約90°に近い姿勢である．脳卒中後片麻痺を有する患者では，左右の筋緊張が非対称であり，容易に体幹が傾斜する（**図4a**）．その場合は身体機能評価と座位能力評価を十分に行い，車いす専用クッションなどを利用して患者の身体特性に応じた座位姿勢の工夫を行う必要がある（**図4b**）．

3．食事動作の確認により作業療法士と共に自助具の選定などを行う

食事動作に関わる自助具の選定などは通常，作業療法士が行う場合が多いが，当院では，病棟スタッフや言語聴覚士と食事中の状態を観察・相談しながら，理学療法の場面で自助具の練習を行い，その時に一番適切と思われる自助具の選定を行っている．当院で使用頻度の多い自助具を提示した（**図5**）．理学療法士も，所有する自助具や装具などの物品を把握し，またその使用方法や適応について理解しておくべきである．

高次脳機能障害においても，食事を含め日々のADLにどのような影響を及ぼしているかも把握する必要がある．急性期の場面では，脳浮腫の影響もあり，高次脳機能障害も多岐にわたる．浮腫が軽快すれば消失する症状もあれば，後遺症として残存する症状もある．その時にどのような症状が起こっているかを実際にADL場面で関わる病棟スタッフ

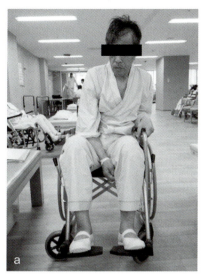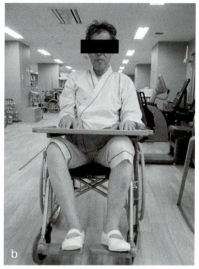

図4 急性期脳卒中患者の座位姿勢
a：車いす上での斜め座り（右片麻痺，右側注意障害を有する症例）
b：オーバーテーブルを使用した車いす座位保持

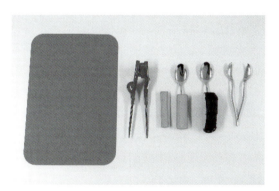

図5 当院で使用している食事用自助具の例

と情報を共有し，介入方法の統一や理学療法介入プログラムに生かす必要がある．また，当院を含め急性期病院から回復期病院へ転院する脳卒中患者が大多数であるが，急性期での患者状況や対応に関する情報を確実に申し送り，シームレスケアを継続してもらうことも重要となる．

Conclusion

　急性期脳卒中患者における呼吸器合併症の発症率は高く，そのほとんどが嚥下障害に起因する誤嚥性肺炎である．脳卒中患者の嚥下障害は，偽性球麻痺と球麻痺に大別され，脳の損傷部位によりその特徴は異なってくる．誤嚥性肺炎に対する理学療法は予防が重要であり，日々の理学療法アプローチに加え，呼吸理学療法や口腔内衛生の維持なども不可欠となる．また，経口摂食開始時期においても，理学療法士として日中の覚醒リズムを整え，食事中の座位姿勢の調整や自助具の選定など，多職種間で協力し合い，安全な経口摂食を進めていく介入が重要である．

文献

1) Langhorne P, et al：Medical complications after stroke：a multicenter study. *Stroke* **31**：1223-1229, 2000
2) 松本昌泰, 他：嚥下障害に対するリハビリテーション. 日本脳卒中学会脳卒中ガイドライン委員会（編）：脳卒中治療ガイドライン 2015. 協和企画, 2015, pp303-305
3) 若林秀隆：老嚥（presbyphagia）とは. 臨床栄養 **124**：12-13, 2014
4) 神津 玲：摂食・嚥下障害と誤嚥性肺炎に対する理学療法アプローチ. 理療京都 **39**：41-48, 2010
5) 藤島一郎：基礎的知識. 藤島一郎（監）：嚥下障害ポケットマニュアル 第3版. 医歯薬出版, 2011, pp9-20
6) 藤島一郎：嚥下障害の病態と原因. 藤島一郎（監）：嚥下障害ポケットマニュアル 第3版. 医歯薬出版, 2011, pp23-34
7) 巨島文子：球麻痺と偽性球麻痺の神経症候. 藤島一郎（編著）：よくわかる嚥下障害 改訂第2版. 永井書店, 2005, pp52-61
8) 出江紳一：大学病院の経験から（1）―早期座位の効果に関する無作為対象試験―. リハ医 **38**：535-538, 2001
9) Carnaby G, et al：Behavioural intervention for dysphagia in acute stroke：a randomized controlled trail. *Lancet Neurol* **5**：31-37, 2006
10) 吉田 剛：中枢神経障害における座位姿勢と嚥下障害. 理学療法学 **33**：226-230, 2006
11) 竹山由里子：訓練法. 藤島一郎（監）：嚥下障害ポケットマニュアル 第3版. 医歯薬出版, 2011, pp95-172
12) 神津 玲, 他：摂食・嚥下障害患者における体位の違いが唾液誤嚥に及ぼす影響. 日呼ケアリハ学誌 **17**：93-96, 2007
13) 夏井一生, 他：摂食・嚥下機能と呼吸筋. 理学療法 **32**：457-464, 2015
14) Yoneyama T：Oral care reduces pneumonia in older patients in nursing homes. *J Am Geriatr Soc* **50**：430-433, 2002
15) Yoshino A, et al：Daily oral care and risk factors for pneumonia among elderly nursing home patients. *JAMA* **286**：2235-2236, 2001
16) 松尾 篤：意識障害. 沖田 実, 他（編）：機能障害科学入門. 九州神陵文庫, 2010, pp341-347

8 急性期における合併症予防③ —褥瘡

前重伯壮[*1]

> 🔒 **Key Questions**
> 1. 脳卒中患者における褥瘡発生メカニズムとは
> 2. 褥瘡に対する理学療法の枠組みとは
> 3. 褥瘡治療を目的とした物理療法とは

はじめに

　日常生活動作の再獲得が脳卒中患者に対する理学療法に求められる．安定した俊敏な動作には，ベッド，床面，座面からの反発力が必要であり，その力を活用することが重要である．一方，褥瘡は皮膚に与えられる外力によって発生する虚血性潰瘍であるため，動作能力の向上と褥瘡予防は相容れないもののように思えるが，決してそのようなことはない．理学療法士は，動作能力の向上を目的とすると同時に，患者の転倒予防に注意を払う．そして，動作の安定性向上によって転倒を予防する．褥瘡予防の位置付けも同様で，理学療法士は褥瘡が発生しないように注意を払いながら動作練習を行い，褥瘡が発生しないような身体機能や認知機能，高次脳機能の獲得を図る．このように，褥瘡予防はリハビリテーションに密接に関わるリスク管理であり，褥瘡は適切なリハビリテーションによって予防される疾病である．

脳卒中患者と褥瘡

　身体に加わった外力は骨と皮膚表層の間の軟部組織の血流を低下，あるいは停止させ，この状況が一定時間持続されると組織は不可逆的な阻血性障害に陥り褥瘡となる．褥瘡の病態や治癒過程の解説は成書にゆだね，本稿では脳卒中患者と褥瘡の関係について重点的に解説していく．

　脳卒中の急性期では，意識障害を呈することがあるため，褥瘡発生のリスクが高い．特に，発生直後の環境は，介入が難しく危険である．自宅で1人で過ごしている時間に脳卒中を発生した場合，長時間体位変換されることなく床に臥床してしまう．皮下組織が厚く，骨突出部への圧が分散されやすい患者においても，体動なく床の上に臥床すると，褥瘡は発生する．このようなケースでは，臥床していたときに荷重されていた部位に褥瘡が多発する．

　一方，入院中の意識障害では，体圧分散マットレスの使用や，体位変換の実施が可能であるため，適切なケアを行えば発生を予防することができる．しかし，急性期には筋萎縮が

[*1] Noriaki Maeshige／神戸大学大学院保健学研究科リハビリテーション科学領域

表1　褥瘡ハイリスク患者ケア加算の対象

- ショック状態のもの
- 重度の末梢循環不全のもの
- 麻薬等の鎮痛・鎮静剤の持続的な使用が必要であるもの
- 6時間以上の全身麻酔下による手術を受けたもの
- 特殊体位による手術を受けたもの
- 強度の下痢が続く状態であるもの
- 極度の皮膚の脆弱（低出生体重児，GVHD，黄疸等）であるもの
- 褥瘡に関する危険因子（病的骨突出，皮膚湿潤，浮腫等）があってすでに褥瘡を有するもの

GVHD：移植片対宿主病

進行するため，状態に応じて姿勢管理方法を変更させる必要がある．また，急性期においては，離床することが困難な場合があり，このことも褥瘡発生に影響する．臥位では，仙骨部や肩甲骨下角，肩峰部が圧迫を受けやすいため，発赤などの発生に留意する必要がある．

このように，脳卒中患者は発症後に身体的および環境要因が変化しやすいため，定期的にリスクアセスメントを行う必要がある．

褥瘡リスクアセスメントに基づいたケア

褥瘡予防を目的とした診療報酬制度として，褥瘡ハイリスク患者ケア加算制度が設けられており，当制度が施行されてから急性期病院における褥瘡発生件数は顕著に減少したと報告されている[1]．したがって，当制度で用いられているリスクアセスメント項目に該当する患者（**表1**）に対して，体圧分散マットレスの適用や体位変換頻度の増加を検討することは重要である．

一方，当評価項目に含まれていない病的骨突出や低栄養状態，体位変換能力などの項目も重要な褥瘡発生因子である[2]ため，それらの項目を含むブレーデンスケール，OHスケール，K式スケールを使用することが勧められる．日本褥瘡学会編集の『褥瘡予防・管理ガイドライン第4版』（以下，ガイドライン）[3]では，褥瘡発生予測のためにリスクアセスメントを用いること，およびリスクアセスメントとしてブレーデンスケールを用いることが勧められる（推奨度B）とし，寝たきり高齢者に対してOHスケールを，寝たきり入院高齢者に対してK式スケールを使用してもよい（推奨度C1）としている．これらのスケールの詳細については，日本褥瘡学会編集の『褥瘡ガイドブック』[4]に掲載されている．

体圧分散マットレスの使用は，褥瘡発生率を低下させるために使用するよう強く勧められる（推奨度A）とされている．したがって，褥瘡発生リスクの高い患者には積極的にマットレスを使用したほうがよい．自力で体位変換ができない患者には，圧切替型マットレスの使用が勧められ（推奨度B），交換マットレスを使用してもよい（推奨度C1）とされている．高齢者に対しては，二層式エアマットレスを使用することが勧められ（推奨度B），圧切替エアマットレス，上敷静止型エアマットレス，交換静止型エアマットレス，フォームマットレスを使用してもよい（推奨度C1）とされている．なお，交換マットレスとは，ベッドフレームに直接敷くことが許可されている厚みのあるマットレスのことを指し，上敷マットレスは標準マットレスの上に敷いて使用することが勧められる薄型のマットレスのことをいう．

以上の推奨内容から，体位変換が自発的にできない患者では，マットレスの圧切替機能

による接触圧分布の変化が必要であり，高齢者のような骨突出が生じやすい患者では厚みのあるマットレスが望まれるといえる．さらに，周術期管理として，褥瘡発生リスクのある患者には，手術台に体圧分散マットレスや用具を使用することが強く勧められており（推奨度A），さらにマットレス以外に踵骨部や肘部などの突出部にゲルまたは粘弾性パッドを使用することが勧められている（推奨度B）．

体位変換頻度については，基本的に2時間以内の間隔で行うことが勧められている（推奨度B）．一方，粘弾性フォームマットレスを使用する場合には4時間以内の間隔で行うことが勧められており（推奨度B），上敷二層式エアマットレスを使用する場合には4時間以内の間隔で行ってもよい（推奨度C1）とされている．すなわち，体圧分散寝具を用いた場合には，体位変換間隔を延長してもよいということであるが，患者によっては推奨されている間隔を遵守しても褥瘡を発生する場合があるため，各患者での骨突出部の発赤などを確認しながら判断する必要がある．

臥床姿勢管理と褥瘡予防

褥瘡予防の対策として，マットレスの管理や頻回な体位変換は必須のケアであるが，マットレス上で保持する姿勢の管理も重要である．

1．臥位姿勢管理による接触圧管理

1）体位変換角度の調整

体位変換角度について，ガイドラインでは30°側臥位，90°側臥位とも，行うように勧められる（推奨度B）とされている．しかし，ガイドラインの解説において，個々の患者に応じた角度設定が重要とされている．臀部の筋群および皮下組織の萎縮が軽度な場合には

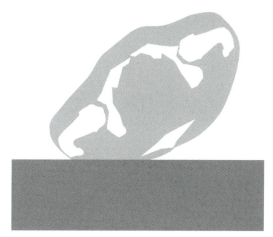

図1 大転子と仙骨がベッドに接触している状態

30°側臥位で仙骨部が十分減圧されるが，萎縮が重度の場合には，仙骨部が病的骨突出となり，30°では圧迫が十分除かれないことがある．

吉川ら[5,6]の報告では，有意な変化ではないものの，30°側臥位と比較して40°側臥位において仙骨部の接触圧の平均値が低いことが示されている．このことは，30°側臥位よりも40°側臥位のほうが仙骨部の圧が低い患者が多く存在するということを表している．一方，骨盤の傾斜角度をさらに強めると，大転子部が圧迫されはじめ，荷重が仙骨部から大転子部にシフトすることになる．ガイドラインでは，褥瘡発生を有意に高めるという根拠がないため，90°側臥位についても勧められているが，吉川ら[5,6]の報告に示されているように，大転子部の圧が顕著に高まる姿勢である．したがって，保持することが避けられるのであれば，より接触圧の低い姿勢を選択したほうがよい．患者によって角度は様々ではあるが，30～50°の間に，仙骨部と大転子部の両方がベッドに接触している状態（**図1**）が存在する．その姿勢では，骨盤の重みを2つの骨突出部で分散することになる．

したがって，この状態での骨盤の傾斜角度を評価し，それを各患者における側臥位角度

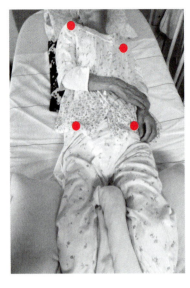

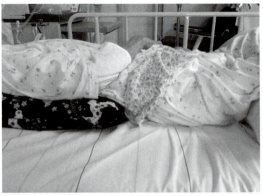

図2 胸郭下のみにクッションを挿入している状態
色丸は両側の肩峰および上前腸骨棘部を示す．肩甲帯は傾斜しているが，骨盤帯は水平位を保持している．

に設定すると，接触圧の低い姿勢を提供することが可能となる．痙性麻痺による股関節屈曲・内転拘縮の有無や大腿骨頸部骨折の既往の有無などにより，大転子部と仙骨部の位置関係は変化するため，患者個々で適切な角度を評価する必要がある．

この姿勢を設定するために各種クッションを使用するが，医療スタッフによっては，骨盤と胸郭を1つの体幹という剛体とみなして，骨盤，または胸郭の背側のみにクッションを挿入することがある（**図2**）．しかし，特に筋緊張が低下している患者では，一方を支持するのみでは，両方の角度を維持することができない．また，臀部の萎縮を呈さない患者においては，臀部と背部に1本のクッションを挿入すると，骨盤だけが過剰に傾斜し，体幹が回旋することになる．体幹を回旋位に保持すると吸気が阻害されるため，防がねばならない．すなわち，骨盤と胸郭を適切な角度に設定し，過剰に体幹回旋をしないために，骨盤と胸郭それぞれに注目して背側にクッションを挿入する必要がある．このことは，必ず骨盤と胸郭の背側のクッションを2つに分けるべきということではなく，**図3**のように1つのクッションで骨盤と胸郭が支持さ

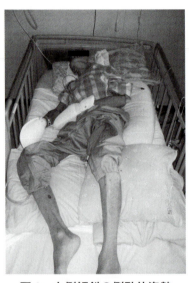

図3 右側傾斜の側臥位姿勢

れ，体幹の回旋を生じさせないのであれば問題はない．

2）股関節回旋角度の調整

股関節回旋角度の調整も重要である．発症直後に意識障害を呈する状態や，弛緩性麻痺の患者では，中等度傾斜した側臥位では，前足部に加わる重力によって足部が外側に倒れ，股関節が外旋する．この股関節の外旋が，大転子部の圧を高めると報告されている[5,6]．この圧の上昇は，股関節を中間位に保持する

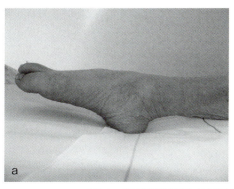
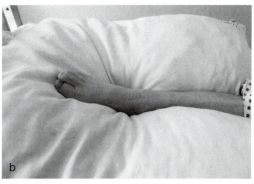

図4 足関節底屈位を保持する足部の管理（文献7）より改変）

ことによって防ぐことができる[5,6]．外旋位を防ぐ簡易な方法としては，ベッドと接触している側の下肢の膝関節の下に薄めのクッションを挿入することである（**図3**）．**図3**の状態で，右膝下のクッションを除去すると，股関節が外旋することは容易に想像される．つまり，このクッションが股関節外旋を防止しているということである．

一方，厚めのクッションを当該部に挿入することは特別な理由がない限り勧められない．股・膝関節屈曲拘縮の可能性が高まるだけでなく，過剰な大腿部の挙上はベッドに接触している側の骨盤を挙上させてしまうことがある．このことは，設定している骨盤角度を変化させうるため，避けたほうがよい．

また，挙上している側の下肢の下にクッションを挿入しないこと，または薄すぎるクッションを挿入することは，大腿部の重みによって，挙上している側の骨盤が下方に引き下げられ，骨盤の傾斜角度が浅くなることにつながる．したがって，ベッドに接している側には薄めのクッションを挿入し，挙上している側はクッションを厚くするとよい．目安として，骨盤の傾斜と左右の膝の傾斜を同等にすると再現できる．もちろん，筋緊張亢進によって各関節の拘縮角度が異なる場合には，それぞれの程度に応じてベッドと大腿部や下腿部に隙間が生じないようにクッションを挿入する．不十分なクッションの挿入は，下肢の重みを分散できないだけでなく，ハムストリングスなどに伸張刺激が加えられ，筋緊張を亢進させる．

3）手や足部の圧迫管理

臥位において，弛緩性麻痺では重力や布団の重みで足関節が底屈し，痙縮を呈する患者では尖足位を保持する．この姿勢では，踵部に圧力が集中するため（**図4a**），下腿の下に薄手のクッションを挿入し，圧を分配したほうがよい．また，足背動脈や後脛骨動脈が触知できないような末梢動脈疾患（PAD：Peripheral Arterial Desease）を有する患者では，褥瘡が発生しやすいため，踵部を積極的に除圧したほうがよい．下腿部のクッションを高くするだけでは，下腿後面のクッション辺縁部の圧が高まってしまうため，足底面の下にクッションを挿入して保持する必要がある．一方，体動のある患者では，このような設定はすぐに崩れてしまい，踵がベッドに接触する．このような場合には，大きく柔軟性のあるクッションを用いて，踵を受けることができる領域を広くしたほうがよい（**図4b**）．

重度な痙性麻痺では手指や手関節の屈筋群の筋緊張が亢進し，手指の屈曲・内転拘縮が生じ，指と指，または指と手掌が強く圧迫される．手指では屈曲と内転，あるいは伸展と外転は連動し（**図5**），また，2軸関節である

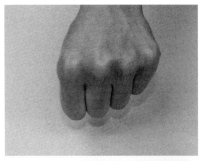
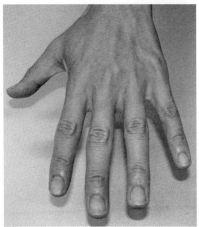

図5 手指の屈曲・内転運動と伸展・外転運動

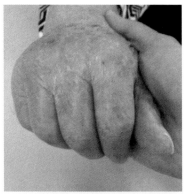
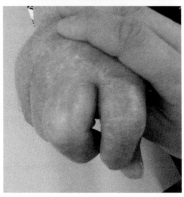

図6 手指屈曲拘縮患者における手指伸展に伴う外転運動

中手指節間（MP：Metacarpophalangeal Joint）関節は，伸展位では内外転が可能であるが，屈曲位では内外転ができない．そのため，隣接する手指，特に近位指節間（PIP：Proximal Interphalangeal Joint）関節の接触を防ぐためには，単に両指間にガーゼなどを挿入するだけでなく，手掌と指の間に厚めのガーゼなどを挟んで，手指，特にMP関節を伸展（図6）させてから外転を誘導したほうがよい．

2．機能障害を考慮した臥位姿勢管理

意識障害がなく，運動麻痺が軽度である場合，背部にクッションを挿入した体位変換は，患者の運動する機会を奪うことになる．したがって，知覚麻痺がない場合には，膝下の隙間を埋めることや，麻痺肢の安全確保を目的としたクッションの挿入に留めたほうがよい．知覚麻痺がなければ，持続する圧迫による虚血を痛みとして認識でき，姿勢を変換しようとして運動することができる．これも，患者の生活動作としてとらえる必要がある．

ただし，寝返りの自立が不完全な患者には，ナースコールなどによって介助を確実に依頼できる環境を設定するべきである．また，認知症や統合失調症，うつ病などの精神疾患がある場合には，知覚や意識が正常でも褥瘡が発生するため[8]，積極的な姿勢管理の介入が必要になる．

高次脳機能障害の半側空間無視は，麻痺側の空間を認識できない，あるいは認識しようとしない障害である[9]．この障害の改善には，麻痺側空間に多く注意を向ける必要がある．体位変換は，そのきっかけを作ることができる．すなわち，側臥位方向の決定は，患者が注意を向ける空間を誘導することにつながる．麻痺側方向の側臥位を避けた場合，患者

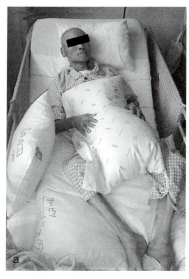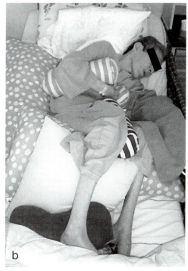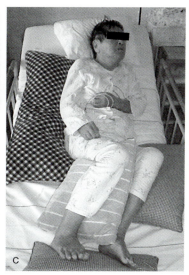

図7　頭側挙上による頭部の傾斜
aでは右後方に傾斜し，bでは左前方に傾斜している．cは正中位を保持している．

は臥床時に麻痺側の空間へ注意を向ける機会を奪われるため，麻痺側上下肢に褥瘡を発生した場合以外は，麻痺側方向への側臥位保持も重要である．

　患者の嚥下機能に着目し，誤嚥を防ぐ姿勢管理も重要である．胃内容物の逆流の阻止を目的に，経管栄養の注入中や注入後に頭側挙上位を保持する必要があるが，ベッドの頭側挙上にともなって体幹の前屈が増加し，腹部を圧迫して逆流が助長されることがある．また，体幹が後方に傾斜して頸部が過伸展した状態では，嚥下機能が阻害され，不顕性誤嚥を助長しうる．頭側挙上前に頭部がベッドの長軸に対して傾斜していると，挙上時に前方あるいは後方に体幹が傾斜するため（**図7a, b**），頭部がベッドに対しておおよそ平行になるように姿勢を整えてから頭側挙上を行ったほうがよい（**図7c**）．また，30°以上の頭側挙上では臀部にずれが生じやすいため，それ以下の角度に設定したほうがよい．

　経口摂取などを行うためにそれ以上の角度にする必要がある場合には，大腿部後面の近位部とベッド間に柔らかいクッションを挿入することでずれを抑制できる[10]．また，頭側挙上によって背部や仙骨部にずれ力が生じるため，頭側挙上後に少し背部を持ち上げる，または摩擦低減加工がなされたグローブを装着して背部を一度なでることによって背抜きを行う必要がある．頭側挙上位から臥位に戻る際にもずれが生じるため，同じように背抜きを行う必要がある．臥位で体を持ち上げることは容易でないため，グローブを装着して体とベッド間を一度なでるか，左右に軽く体位変換を行うとよい．

褥瘡発生患者での関節拘縮・筋萎縮予防

　関節拘縮や筋萎縮，特に臀筋群の筋萎縮は褥瘡発生リスクを高めるため，積極的に運動療法を行わなければならない．しかし，褥瘡保有患者では，その実施する環境や方法に十分配慮することが求められる．

　褥瘡の肉芽は毛細血管に富む組織であるため，軽微な圧迫によっても容易に出血し，治癒進行を妨げる．そのため，仙骨部に褥瘡が

ある場合には，仰臥位での関節可動域運動や筋力増強運動は行ってはならない．褥瘡部がベッド面に接触しない側臥位などの姿勢で運動を行う必要がある．一方，側臥位では体幹の接触面が狭く，骨盤が動揺しやすいため，筋力増強運動としては適さないことが多い．そのため，離床が可能であれば，立ち上がりなどの荷重運動を行ったほうがよい．

　関節運動によって皮膚と骨の間に生じるずれは，創面周囲にポケットを形成することにつながる．その代表的な部位は大転子部である．特に，股関節内外旋運動ではずれが生じやすい．真皮を越えない深さの褥瘡であれば，大転子は真皮の下層を滑動するためポケットを形成しないが，真皮を越える深さの褥瘡ではポケットが形成される．股関節の深い屈曲運動によっても大転子部と皮膚にずれが生じることが症例報告で示されている[11]．そのため，大転子部褥瘡患者では，股関節内外旋運動や深い屈曲運動を関節可動域運動として選択しないほうがよい．

　仙骨部褥瘡において，股関節の両側屈曲運動を行うことにより，仙骨部の褥瘡が頭尾方向に伸張されることが報告されている[12]．この力により，創面の頭尾方向にポケットを形成することや，形成された新生上皮に対して影響を及ぼすことが考えられる．反対側下肢を伸展位に保った状態で屈曲する場合には，この形状変化は抑制されるといわれている[12]ため，反対側下肢を十分固定した状態で股関節屈曲可動域運動を行う必要がある．

発生した褥瘡に対する物理療法

　物理療法は，理学療法士が褥瘡の局所管理に直接的に関わることができる治療手段である．ガイドラインには，電気刺激療法，超音波療法，水治療法，光線療法，電磁波刺激療法，陰圧閉鎖療法が記載されている．その中で，わが国の理学療法士が使用可能な手段は，電気刺激療法，超音波療法，水治療法，光線療法であるが，わが国では欧米諸国に比べ実施頻度は非常に低い．ここでは，わが国での実施が増加しつつある水治療法，超音波療法，電気刺激療法について解説する．

1．水治療法

　ガイドラインにおいて，褥瘡の壊死組織の除去および感染の制御のために水治療法を行ってもよい（推奨度C1）とされている．感染の制御として，渦流浴は細菌負荷を減少させて治癒を促進しうるといわれている．壊死組織の除去としては，わが国でも従来からハバードタンクを用いた治療が行われているとされている．どちらも不感温度（35.5～36.6℃）に加温した温水を用いて水流による物理的な刺激を与えるものである．これらの治療だけでなく，創洗浄も水治療法の一部とみなすことができ，創面および創周囲を弱酸性洗剤で洗浄するケアである．正確な創面評価のためにも必要なケアであり，ほかの物理療法と併せて理学療法士自身で実施したほうがよい．

2．超音波療法

　各国の褥瘡治療および予防に関するガイドラインにおいて，褥瘡に対する超音波療法の有効性については明確な根拠がないとされてきたが，わが国で創の収縮が促進する症例研究が報告されている[13～15]．これに基づき，ガイドラインにおいて，創の収縮を図る物理療法として超音波療法を行ってもよい（推奨度C1）とされている．

　実施方法としては2種類に分けられ，創面照射強度をSATP（Spatial Average Temporal Peak）強度の$0.5\,W/cm^2$として20%パルスモード超音波を10分間移動法にて照射する方法と，SATP強度$0.1～0.2\,W/cm^2$の20%

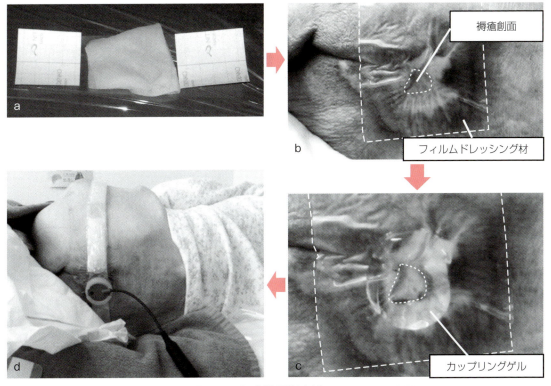

図8 固定法による超音波照射方法（文献16）より改変）
a：フィルムドレッシング材の接着面に水道水で湿らせたガーゼを留置し，粘着性を除去する（フィルム除去時の新生上皮剝離の防止）．
b：フィルムドレッシング材を創面・創周囲へ貼付する．フィルムと創面を密着させ，気泡が生じないようにする．
c：創面直上のフィルムドレッシング材にカップリングゲルを塗布する．
d：超音波導子をバンドやテープで固定する．

パルスモード超音波を40〜60分固定法にて照射する方法がある（**図8**）[16]．どちらも創傷被覆材の上から照射する方法であるため，目的の創面照射強度を得るためには，創傷被覆材による超音波減衰を考慮する必要がある．超音波透過率は周波数によって異なり，1 MHzのほうが3 MHzより高い[17]．1 MHzの超音波を用いるとき，超音波透過率が62.8%のハイドロコロイドドレッシング材と76.0%のフィルムドレッシング材を褥瘡の標準治療に用いる場合には，超音波透過率は48%となるため，0.5 W/cm^{2}の強度を創面に照射するには1.05 W/cm^{2}の強度の超音波を出力する必要がある．一方，3 MHzの超音波での透過率が75.3%のフィルムドレッシング材を褥瘡創面に貼付して固定法で治療を行う場合には，0.2 W/cm^{2}の強度を創面に照射するためには，0.27 W/cm^{2}の強度を出力値に設定する必要がある．なお，固定法専用の機器ではSATA（Spatial Average Temporal Average）で出力が表示されていることが多いため，照射時間率を基にSATA強度をSATP強度に変換して設定する必要がある．0.1〜0.5 W/cm^{2}のどの強度設定で有効性がより高いかは明らかにされていないが，音響エネルギーの増加によって血管圧や透過性が増すことが報告されているため[18]，超音波照射によって滲出液が増加する場合には，低強度長時間の

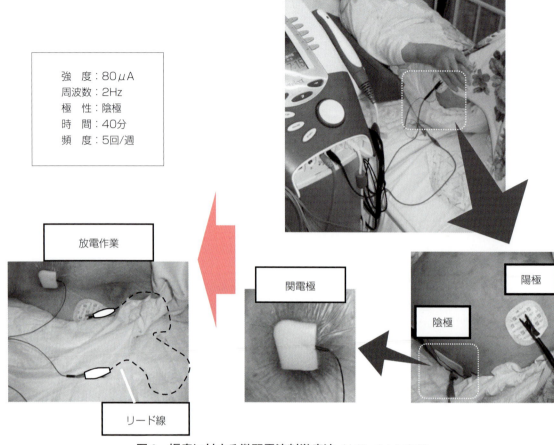

図9 褥瘡に対する微弱電流刺激療法（文献16）より改変）
褥瘡部のフォームドレッシング材（滲出液吸収領域）に陰極の塩化銀電極を挿入し、関電極とする．不関電極を創面から10cm程離れた健常皮膚に貼付する．刺激終了直後に、蓄電圧を放電するために、両電極をリード線で短絡する．

超音波を用いたほうがよいと考えられる．

また、ハイドロコロイドドレッシング材以外のドレッシング材、またはガーゼにて局所治療を行っている場合には、それらの材料を剥離した状態で、フィルムドレッシング材を貼付して行う．このとき、フィルムドレッシング材の粘着性による新生上皮などの傷害を防ぐために、水道水で湿らせたガーゼなどによって粘着性を事前に除く必要がある（**図8a**）．また、フィルムドレッシング材のみを貼付している場合には、移動法で照射するとフィルムがよじれてしまうことがあり、そのような場合には固定法のほうが適している．

3．電気刺激療法

褥瘡に対する電気刺激療法は、ガイドラインで創の縮小を図る物理療法として行うように勧められている（推奨度B）．さまざまな刺激条件の超音波が用いられているが、わが国では微弱強度の単相性パルス電流が用いられ、効果が報告されている[19]．臨床報告では、$80\mu A$ の強度を用いて、褥瘡部を陰極とし、周辺皮膚に陽極電極を貼付する方法が用いられている（**図9**）．陰極部では、褥瘡創面に対して確実に電流刺激を行うために、フォームドレッシング材の滲出液が吸収された領域に塩化銀電極を刺入して行われている．当研究

は 100 μA の単相性パルス電流によって線維芽細胞の遊走が陰極方向に促されたことに基づいているが，これらの報告の後に，200 μA の単相性パルス電流が線維芽細胞の陰極方向への遊走を顕著に促すことが報告された[20]．したがって，200 μA 前後の強度を用いた治療により，高い治療効果が得られる可能性がある．

おわりに

褥瘡発生は，患者および介護者の身体的負担のみならず精神的負担を強め，さらには社会生活を奪う．正確な姿勢や運動の管理によって予防できたはずの褥瘡，時宜を得た治療によって早く治癒したはずの褥瘡はこの世に多く存在し，すなわち患者や家族が必要以上に苦しんでいる現状がある．高齢化により寝たきり患者の増加が予測される今こそ，脳卒中患者へのリハビリテーションにおいて理学療法士が一貫して褥瘡予防・管理に関わり，より多くの患者，そして患者家族を傷から守らなければならない．

Conclusion

脳卒中患者では，意識障害や知覚麻痺，認知機能障害によって虚血を起因とした痛みを認識することができず，また，筋萎縮による骨突出が接触圧を増加させ，褥瘡を発生させる．関節運動や身体のアライメントに注目した理学療法は，接触圧やずれを減少させる姿勢や動作を設定，誘導，指導することができ，褥瘡の発生および重症化が防がれる．また，発生してしまった褥瘡に対しては，褥瘡に対する外力を正確に管理し，ガイドラインに基づいた標準治療を正しく行ったうえで，補完的に物理療法を提供することによって治癒を促進することができる．

文献

1) 小林直美：当院における褥瘡ハイリスク患者ケア加算後の褥瘡発生の実態．褥瘡会誌 12：541-543, 2010
2) 前重伯壮, 他：NST 対象患者の褥瘡発生に関わる危険因子の検討．褥瘡会誌 16：520-527, 2014
3) 日本褥瘡学会教育委員会ガイドライン改訂委員会：褥瘡予防・管理ガイドライン第4版．褥瘡会誌 17：487-557, 2015
4) 日本褥瘡学会（編）：褥瘡ガイドブック（第2版） 褥瘡予防・管理ガイドライン第4版準拠．照林社, 2015, pp110-121
5) 吉川義之, 他：仙骨部と大転子部の体圧分散を配慮したポジショニングの検証と安楽度の検討―股関節回旋角度に着目して．褥瘡会誌 15：1-7, 2013
6) Yoshikawa Y, et al：Positioning bedridden patients to reduce interface pressures over the sacrum and great trochanter. *J Wound Care* 24：319-325, 2015
7) 杉元雅晴, 他：麻痺，拘縮のある患者の褥瘡ケア―脳卒中病棟．*WOC Nursing* 2：24-31, 2014
8) 河内規希, 他：精神科病院における褥瘡管理の経験．福山医学 18：47-50, 2011
9) 田崎義昭, 他：ベッドサイドの神経の診かた 17 版．南山堂, 2010
10) 宮嶋正子, 他：45°ヘッドアップ時の殿部下挿入クッションの有無が寝たきり高齢者の坐骨部圧迫力とずれ力および経皮酸素分圧に及ぼす影響．褥瘡会誌 10：103-110, 2008
11) 前重伯壮, 他：股関節運動により大転子と皮膚の間に生じるずれについての検証．第6回日本褥瘡学会近畿地方会学術集会, 2009
12) 前重伯壮, 他：股関節運動と骨盤傾斜角度が仙骨部褥瘡の形状変化に及ぼす影響．褥瘡会誌 13：157-161, 2011
13) 前重伯壮, 他：超音波照射が褥瘡に対して与える影響―single case 実験法に基づいて―．褥瘡会誌 10：507-512, 2008
14) Maeshige N, et al：Evaluation of the combined use of ultrasound irradiation and wound dressing on pressure

ulcers. *J Wound Care* 19：63-68, 2010
15) Maeshige N, et al：Case report on wound healing promotion of an intractable pressure ulcer by long irradiation of low-intensity pulse mode ultrasound；Based on in vitro study. 12th International Congress of the Asian Confederation for Physical Therapy. 2013
16) 前重伯壮, 他：褥瘡対策チームで発揮できる理学療法技術. 理学療法学 41：690-698, 2014
17) 杉元雅晴, 他：ドレッシング材における超音波周波数による透過率への影響. 褥瘡会誌 9：508-514, 2007
18) Czerwonka L, et al：Vocal nodules and edema may be due to vibration-induced rises in capillary pressure. *Laryngoscope* 118：748-752, 2008
19) 吉川義之, 他：褥瘡部を陰極とした微弱直流電流刺激療法による創の縮小効果. 理学療法学 40：200-206, 2013
20) Uemura M, et al：Monophasic pulsed 200-μA current promotes galvanotaxis with polarization of actin filament and integrin $\alpha 2\beta 1$ in human dermal fibroblasts. E plasty 16：e6, 2016

9 急性期における意識障害・高次脳機能障害を呈する患者への理学療法

宮本真明[*1]

> **Key Questions**
> 1. 急性期における意識障害・高次脳機能障害の病態とは
> 2. 意識障害・高次脳機能障害の評価とは
> 3. 意識障害・高次脳機能障害を呈する患者の離床の進め方とは

意識障害

意識（consciousness）はすべての活動の基盤となっているため，意識に障害があれば高次脳機能だけでなく身体機能や動作能力にも影響を及ぼす．そのため，あらゆる理学療法評価に先立って意識障害の有無と重症度を把握しておく必要がある．

1．意識障害の病態

意識とは，自分自身や外界の状態を認識し，これらの情報を統合して用いることの基礎となる精神活動と定義される[1]．意識障害は意識混濁と意識変容の2つの要素に分類される．意識混濁は覚醒度の低下のことを指し，その重症度に応じて傾眠，昏迷，半昏睡，昏睡などと呼ばれ，外部からの刺激に対する反応で評価される．意識変容はせん妄，幻覚，錯覚やそれに伴う不安など意識の質的な変化としての障害を指す．昼間はうとうと（傾眠）と過ごしていた患者が，夜になると幻覚や不穏が出現してくる状況（夜間せん妄）など，意識障害では覚醒度の低下と意識変容が混在した形で生じていることも多い．後述する高次脳機能を正しく働かせるためには覚醒していることが前提となるため，本稿では意識障害の中でも覚醒度の低下を中心に扱う．

覚醒状態を維持するためには網様体賦活系の働きが重要である．網様体では核と軸索が網目状に走行しており，ここには脊髄，脳神経核，小脳，大脳からの求心路がある．種々の刺激により網様体が賦活されると，視床の髄板内核（その中でも特に中心内側核），もしくは視床腹部を経由して皮質全体へ投射され，覚醒反応が生じる（図1）．この脳幹から大脳皮質の広範囲に至るシステムが上行性網様体賦活系（ARAS：Ascending Reticular Activating System）と呼ばれ，この系が障害されると適切な覚醒状態を維持することができなくなる[2]．よって，意識障害に対する理学療法では早期から離床を促し，他動的立位・歩行により脊髄から網様体への入力を促すことでARASの賦活を図る．

[*1] Masaaki Miyamoto/渕野辺総合病院リハビリテーション室

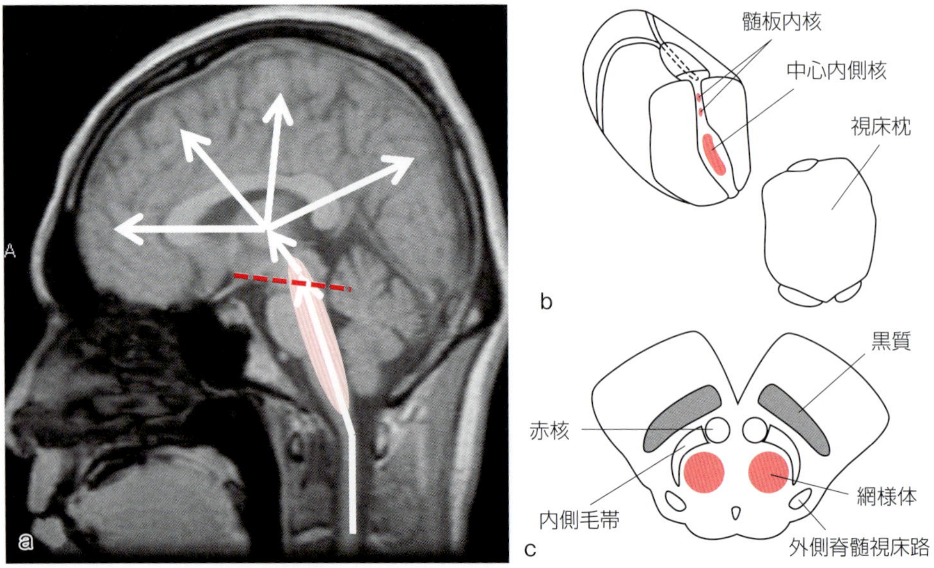

図1 覚醒のメカニズム（上行性網様体賦活系）
a：上行性網様体賦活系の模式図．網掛けの部分が網様体を表す．
b：左視床を後外側上方より見た図．内部構造を見やすくするため視床枕は切り離してある．
c：中脳レベルでの切断面（aの破線部）．

表1 Japan Coma Scale（JCS：3-3-9度方式）

Ⅰ	刺激しなくても覚醒している状態	1	だいたい意識清明だが今ひとつはっきりしない
		2	時・人・場所がわからない（失見当識）
		3	自分の名前・生年月日がいえない
Ⅱ	刺激すると覚醒する状態	10	普通の呼びかけで容易に開眼する
		20	大声または体を揺さぶることで開眼する
		30	痛みを加えつつ呼びかけを繰り返すとかろうじて開眼する
Ⅲ	刺激しても覚醒しない状態	100	痛み刺激に払いのける動作をする
		200	痛み刺激に少し手足を動かしたり顔をしかめたりする
		300	痛み刺激に全く反応しない

JCS1やJCS200と表記し意識清明の場合は"0"とする（JCSⅠ-1やJCSⅢ-200といった表記は誤り）．状態に応じてR（Restlessness：不穏），I（Incontinence：失禁），A（Apallic state：失外套症候群，Akinetic mutism：無動無言症）をつけたし，JCS30-RIのように表記する．

2．意識障害の評価

　急性期では浮腫や血腫による局所的な頭蓋内圧の亢進や，自動調節能の破綻による脳血流量の変化に伴い急速に症状が変化する可能性があるため，意識障害を頻回かつ定量的に評価する必要がある．代表的な意識障害の評価法としてJapan Coma Scale（JCS）とGlasgow Coma Scale（GCS）がある．JCSでは自発的に覚醒している状態をⅠ桁，刺激すると覚醒する状態をⅡ桁，刺激しても覚醒しない状態をⅢ桁で表記する（表1）．GCSでは開眼の状態を4段階，言語反応を5段階，運動反応を6段階で評価しその合計点で表記する．合計点は3〜15点までの範囲をとり，点数が低いほど意識障害が重度であることを示している（表2）．また，言語的な従命が可能であれば，覚醒水準の評価として数字の順唱課題を用いることもできる．検者が提示した数列を

表2 Glasgow Coma Scale（GCS）

開眼（E） （eye opening）	自発的に開眼 呼びかけで開眼 痛み刺激で開眼 開眼しない	4 3 2 1
言語反応（V） （verbal response）	見当識の保たれた会話 やや混乱した会話（失見当識） 支離滅裂な言葉 意味のない発声 発語なし	5 4 3 2 1
運動反応（M） （motor response）	指示に従って四肢を動かす 痛み刺激を払いのける 痛み刺激からの逃避反応 痛み刺激に対する異常屈曲反応（除皮質姿勢） 痛み刺激に対する異常伸展反応（除脳姿勢） 運動なし	6 5 4 3 2 1

3項目の合計点で3点が最重度，15点が最も軽症の意識障害を表す．気管切開などの処置によって発声できない場合は1点として扱い"T"（Tracheotomy）とする．カルテへの記載方法はGCS13（E3V4M6），GCS10（E3VTM6）のように表記する．

復唱してもらい，正答できた最長桁数で評価する．順唱課題で覚醒障害の存在を判断する際のカットオフ値は，20代で6桁以下，30～50代で5桁以下，60～70代では4桁以下とされている[3]．

初回介入時から覚醒しており会話も可能な対象者であった場合，一見，すでに意識清明であるように感じることがある．しかし，そのような方でも日頃の表情や会話への応答，刺激に対する反応速度の向上など，後になって意識障害の改善によると思われる変化を認めることも多い．軽度の意識障害は見落とされやすいが，対象者の日常の様子を注意深く観察し慎重に判断することが重要である．

高次脳機能障害

1．高次脳機能障害の病態

高次脳機能障害には注意障害や記憶障害のように全般的な脳の機能低下として生じる症状と，右半球損傷による半側空間無視（USN：Unilateral Spatial Neglect）やPusher現象，左半球損傷による失語や失行のように損傷側によって出現しやすい症状がある．急性期から特に把握しておくべき高次脳機能障害とその症状が出現しやすい病巣を表3にまとめた．

責任病巣については，高次脳機能障害を生前に認めた患者の脳解剖所見に基づき19世紀より議論されてきた．近年では，症状を呈する患者のMRIやCT画像を重ね合わせ，共通する病巣を責任病巣として特定する手法が用いられることが多い．その結果，左半球のブローカ野およびウェルニッケ野の損傷では失語症，右下頭頂小葉（角回・縁上回）や右上側頭回の損傷では左半側空間無視，左下頭頂小葉（角回・縁上回）では失行症など，いずれも連合野の損傷において高次脳機能障害が生じやすいことが周知となった（図2，3）．しかし，報告されている部位以外の損傷でも同じ症状が出現することもあることから，高次脳機能障害においては皮質の局在部位のみを責任病巣としてとらえるだけでなく，高次な情報処理に関与する皮質および皮質下での神経ネットワークが破綻したために出現しているという見方が一般的となってきている．

表3 代表的な高次脳機能障害

高次脳機能障害	症　状	出現しやすい病巣
全般性注意障害	集中力低下をはじめとした，すべての高次脳機能の基盤となる注意の障害※	左右いずれの大脳半球でも出現
半側空間無視	病巣と反対側の刺激に対し，運動障害や感覚障害のみでは説明のできない反応性の低下	右下頭頂小葉（角回，縁上回），右上側頭回
Pusher現象（contraversive pushing）	非麻痺側上下肢にて身体を麻痺側へ押す（身体の麻痺側傾斜を修正すると抵抗する）	右視床後部 右島後部
lateropulsion	端座位や立位で姿勢が一側へ傾斜する現象．傾斜を自覚していることが多く，Pusher現象とは違い姿勢修正に対する抵抗もない．身体機能障害に起因する姿勢傾斜とは分けて考える．	延髄背外側
失語症	一度獲得した言語機能（読む・書く・聴く・話す）が失われた状態	左大脳半球（ブローカ野，ウェルニッケ野）
失行症	運動や感覚の障害がなく，かつ行うべき運動内容は理解できているのに，目的行為が円滑に行えない状態	左下頭頂小葉（角回，縁上回）
失認症	感覚障害がないにもかかわらず，ある感覚を介して提示された対象の認識が困難となる（視覚性失認，聴覚性失認，触覚性失認など）	各種感覚連合野の両側性損傷
記憶障害	新しい経験が保存され，後に再生されるまでの一連の過程の障害（長期・短期記憶，エピソード記憶・意味記憶，手続き記憶，作業記憶の障害など）	純粋健忘症候群（エピソード記憶の障害）：海馬を含む両側側頭葉内側面 コルサコフ症候群：間脳正中部

出現しやすい病巣として記した部位以外でも同様の高次脳機能障害が生じることもあるため，急性期のベッドサイドでは実際の症状の有無をスクリーニングテストで大まかに把握することが重要．※全般性注意障害の症状については本文を参照．

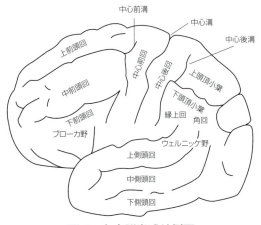

図2　左大脳半球外側面
表3・図3と合わせて参照．CTやMRI画像と比較し病巣がどの部位に及んでいるかを判断し，そこから生じうる高次脳機能障害は何かを予測しておく．

2．急性期における高次脳機能障害の評価

　運動療法を立案するうえで理解しておくべき高次脳機能障害としては，全般性注意障害，方向性注意障害（USN），Pusher現象，失語症，失行症，失認症，記憶障害，遂行機能障害がある．その中でも，全般性注意機能はすべての高次脳機能の土台となっており，この機能が障害されると少なからずすべての高次脳機能が障害される．例えば，何かを記憶する際の手続きを考えても，記憶すべき対象に注意を集中できなければ記憶検査の結果に悪影響を及ぼすのは当然である．また，運動療法場面においても治療者の提示した運動課題に集中できなければ，介入効果にも影響が出てくる．そのため，種々の高次脳機能や動作能力，また日常生活動作の評価にあたっては，事前

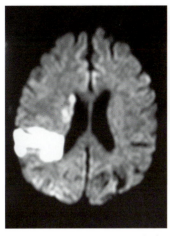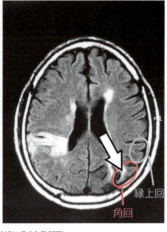

図3　左大脳半球外側面
身体機能障害は極軽度で歩行も可能だが，左半側空間無視が日常生活動作を阻害していた患者のMRI画像（第2病日）．右下頭頂小葉（縁上回）に急性期梗塞巣を認める．側脳室レベルの断面では八の字の延長線上に角回がおおよそ相当し，縁上回はその前方の皮質に相当する．左は拡散強調画像．図2と合わせ3次元で脳を理解しておく．

に（もしくは評価中の反応や生活場面の観察から）全般性注意障害の有無について判断しておく必要がある．

　全般性の注意機能とは，多くの情報の中から課題や環境に合わせて必要な情報を抽出し，行為に持続性，一貫性，柔軟性をもたせる機能としてとらえられている．全般性注意機能は多様な側面をもつが，Sohlbergらはそれを以下の5つの機能に分類している．すなわち，注意の焦点化（focused attention），持続性注意（sustained attention），選択性注意（selective attention），転換性注意（alternating attention），配分性注意（divided attention）である．臨床ではこの分類に注意の容量（容量性注意）という視点を追加しておくと，より患者の示す症状を理解しやすい．これらの注意機能が適切に働くことで，頭頂・側頭・後頭葉での知覚処理過程において過去の経験や知識，さらにはその場で指示されたルールに基づいて合目的的に思考が調整され，複雑な認知活動が制御されると考えられている[4]．

　注意機能にはさまざまな感覚情報の処理や情報の一時的な保持が必要であるため，大脳全体が関与しているととらえられる．さらに，小脳病変により注意障害が出現することもあり，どの部位の損傷においても注意障害の出現に配慮しておくことが必要である．

　全般性注意障害の程度を客観化するための評価法としては，7項目の検査からなる標準注意検査法（CAT：Clinical Assessment for Attention）がある[3]．CATでは各検査において年齢別の基準値が調査されているため，同年代の健常者との成績比較が容易に可能である．

　しかし，CATに限ったことではないが，それぞれの高次脳機能に関する詳細な検査は実施に長時間を要するため急性期のベッドサイドで行うのは現実的ではない．離床を第一目的とする段階では，短時間で行えるスクリーニングテストを実施し顕在的な高次脳機能障害を把握しつつ，離床後の円滑な運動療法に繋げることが重要である．ベッドサイドで実

表4 ベッドサイドで可能な高次脳機能障害のスクリーニングテスト

スクリーニングテスト	方 法	主に評価している症状
挨拶や会話への反応	言語的反応だけでなく，目線や表情も観察しコミュニケーション能力（理解・表出）を評価する．	失語症
物品呼称・ポインティング	ペンを提示し「これはなんですか」と尋ねる．ペン・コイン・カギなど複数の物品を提示し「ペンはどれですか」と尋ねる．	失語症
スタッフの記憶	初回でなければ，担当スタッフのことを覚えているかを確認する．	記憶障害
右向き傾向の有無	頭部や眼球が右を向いているか，左からの刺激に応じて左を向くことができるかを確認する．	左半側空間無視（右半側空間無視では判定が逆となる）
二等分検査	聴診器やストップウォッチのひも部分を水平に提示し，中心をつまんでもらう．	半側空間無視
視覚的消去の有無（visual extinction）	視野内の左右に検者の示指を提示し，どちらが動いたかを答えてもらう．片側を動かした場合は左右とも認知できるが，左右同時に動かすと無視空間の指が認知されなくなる．	軽度の半側空間無視
口頭指示に対する反応	「バンザイをしてください」「グーチョキパーをしてください」「指でキツネを作ってください」と指示した際の反応を評価する．	失行症*
模倣動作の可否	バンザイ・グーチョキパー・キツネの模倣が可能かを評価する	失行症*
ジェスチャーによる指示理解の変化	運動麻痺などの諸検査において，ジェスチャーで理解度が向上するか，物を渡す動作やおじぎ，握手やバイバイのジェスチャーに応じることが可能かを確認する．	状況判断などの非言語的理解力
leg orientation（特に臥位から端座位への姿勢変換時）	足底非接地の端座位で麻痺側傾斜した体幹を正中位に修正した際，非麻痺側股関節が外旋して下腿が傾斜する現象の有無を観察する．	Pusher現象

コミュニケーションやスクリーニングテスト，身体機能検査中の反応からも意識障害や全般性注意障害の有無を評価する．*失行症の場合は行うべき動作が理解できていることが前提のため，失語症が疑われる場合は判定を慎重に行う．

施しやすい高次脳機能のスクリーニングテストを表4にまとめた．急性期におけるベッドサイドの評価では，意識障害を評価する視点でコミュニケーションをとりつつ，顔の向きや視線，表情も観察しながら言語的な表出・理解力がどの程度かを把握する．神経症状が急速に変化する時期であるため，高次脳機能障害についても前回介入時と比較して大まかに改善傾向か増悪傾向かを判断できるように状態を評価しておく．意識障害を呈している患者であれば，その裏に高次脳機能障害が潜在化している可能性があることも念頭におきつつ離床プログラムを進めていく．

意識障害と高次脳機能障害を呈する患者への理学療法

1. 離床プログラム

離床開始基準は，①意識障害がJCSでⅠ桁であること，②運動の禁忌となる心疾患や全身合併症がないこと，③神経症状の増悪がないことが挙げられる[5]．しかし，意識障害が重度であっても離床を行うことで覚醒する患者も存在することから，個々の病態に応じて医師と相談のうえで離床を進めることが重要である．

離床開始基準と中止基準を確認した後，全

身状態（血圧，心拍数，呼吸状態）を評価しながら段階的にベッドアップを行う．このとき目の表情や問いかけに対する反応から，JCS1（今ひとつはっきりしない）の範疇での覚醒度の変化も敏感に感じ取れるよう注意深く状態を観察する．姿勢変換により神経症状（意識障害や構音障害，運動麻痺など）に悪化がない，もしくはベッドアップした姿勢のほうが意識障害に改善を認めると判断したら車いすへの乗車を行う．必要に応じてポジショニングを行いながら徐々に車いす乗車時間の延長を図り，それでも症状や全身状態が安定しているようなら，網様体賦活系の働きをさらに活性化させるために立位・歩行などの練習へ移行していく（早期離床の詳細については第2章の2節 p.35 も参照）．

　意識障害や高次脳機能障害を呈した患者では，医学的管理物（点滴，経管栄養，心電図）に配慮した動きができない，もしくはそれらを能動的に外そうとする行為も認める場合があるため，その危険性も視野に入れて治療者がリスク管理を行う．また，抗重力位への姿勢変化により覚醒が向上した場合，それまで潜在化していた高次脳機能障害が顕在化してくることも多い．Pusher 現象や lateropulsion を認める患者では，姿勢変換時やベッド上端座位となった際に強く症状が出現するため転倒への注意が常に必要となる．

2．離床後の運動療法の進め方

　離床が達成された後も，リスク管理のもとに早期から積極的なリハビリテーション（早期座位・立位，装具を用いた歩行訓練，セルフケア訓練など）を行うことが廃用症候群の予防や機能回復，日常生活動作能力の回復に重要である[5]（早期歩行練習の詳細ついては第2章の5節 p.64 を参照）．意識障害や高次脳機能障害を呈した患者への運動療法の実施にあたっては，その症状に応じた生活環境や治療環境の調整，学習課題の設定を行い，フィードバックの提示方法も工夫しながら厳密に効果を判定していくことが重要である．

1）環境設定の工夫

　意識障害や高次脳機能障害を呈した方への介入にあたっては，病棟での日常生活動作場面や運動療法を提供する際の環境設定に配慮する．意識障害の改善を第一目標とする時期ならば，網様体賦活系の働きを促す目的で視覚・聴覚・体性感覚などのあらゆる感覚刺激を活用して覚醒の向上を図る．そのため他動的な立位・歩行プログラムの実施や，生活場面でも多種多様な刺激に満ちた環境（例えば病室よりも他患者との会話が可能なラウンジなど）で過ごす時間を設定することが望ましい．

　一方で，全般性注意障害への配慮を優先する場合は，治療に関係のない感覚刺激は運動療法への集中を妨げるため，できるだけ外乱刺激の少ない環境を設定する．特に選択性注意の障害が中心となっている方では課題の遂行に必要な情報と不要な情報との区別をつけにくいため，集中して取り組める静かな環境（個室など）で課題を実施したほうが難易度は低くなる．また，USN を呈する方へは壁などを利用して病巣側（非麻痺側）からの刺激を遮断するなど，視覚・聴覚刺激の方向性に配慮した環境調整が有効な場合もある．さらに，失行症で箸やスプーンの操作が困難な場合には，主食をおにぎりにして対応することで食事に必要な道具数を減らして難易度を調整するなど，その方の状態や重症度に合わせた環境の設定を行うことが重要である．

2）運動課題設定時の工夫：USN と Pusher 現象にどう対応するか

　高次脳機能障害の中でも，日常生活動作の獲得に特に難渋する症状として USN と Pusher 現象がある．脳卒中後の運動麻痺回復におけるステージ理論に依拠した急性期のリ

ハビリテーションでは，残存している皮質脊髄路の興奮性を高めることが重要であるが，これらの高次脳機能障害を呈した場合には基本的姿勢の保持さえ困難となり，運動課題として立案した姿勢や動作において麻痺側機能の十分な発揮が難しくなる．よって，急性期ではUSNやPusher現象という高次脳機能障害自体の改善を図るという視点に加え，これらの障害に邪魔されずに麻痺側の身体的活動を引き出すにはどのような工夫が必要かという視点をもつことも大切である．

そもそも運動療法は，姿勢や動作における問題を運動によって治療するものであるため，その効果は運動学習能力と密接に関連している．運動の学習過程では，動作に随伴する（もしくは治療者が戦略的に随伴させる）さまざまな情報から，学習者自身がエラーを修正していく能力が非常に重要であるが，USNやPusher現象を呈する患者では，まず自分の姿勢の崩れをエラーとして認知できないところに問題がある．このような患者では，鏡を利用した視覚的同時フィードバックにより姿勢の崩れの認知を促すなど，個々の状態に合わせてフィードバック方法を工夫する必要がある．

運動課題の設定に際しては，身体内部に注意を向ける（内的焦点：internal focus）よりも，身体外部に注意を向ける方法（外的焦点：external focus）で課題を設定したほうが理解を得られやすい．具体的には，左へ姿勢が崩れている患者に対し「もっと右に体重を乗せましょう」という言語指示をするのではなく，右方向に提示した対象物へのリーチ課題を設定し「あそこまで手をのばしてみましょう」といった言語指示を出す．また，エラーを認識する能力が低い場合，試行錯誤型の学習方法（trial and error learning）は成立しにくい．まずは介助で正しい姿勢をとってもらい，難易度を調整しながらの無誤学習（errorless learning）が基本となる．病棟スタッフとも協力しながら，日常生活場面においてもエラーを含んだ姿勢や動作がそのまま学習されてしまう危険を防ぐことが重要である[6]．

🔓 Conclusion

　意識障害・高次脳機能障害は，覚醒維持のためのシステムや，高次の情報処理に関与する皮質および皮質下での神経ネットワークが破綻したために出現している．急性期においてはそれらの症状が増悪・改善のどちらの方向へも急速に変動する可能性があるため，定量的かつ頻回に症状を評価することが必要となる．離床にあたっては神経症状の変化を敏感にとらえるべく，目の表情や口調・発話量から意識障害のささいな変化も見逃さないように注意する．また，運動療法の実施にあたっては意識障害・高次脳機能障害の症状に応じた環境や学習課題の設定，およびフィードバックの提示方法を工夫することが重要となる．

文献

1) 上田　敏, 他（編）：リハビリテーション医学大辞典. 医歯薬出版, 1996, pp18
2) Peter Duus：神経局在診断 第4版. 半田　肇（監訳）. 文光堂, 1999, pp169-183, pp227-235
3) 日本高次脳機能障害学会 Brain Function Test 委員会：標準注意検査法（CAT：Clinical Assessment for Attention）. 日本高次脳機能障害学会（編）：標準注意検査法・標準意欲評価法. 新興医学出版社, 2006, pp11-111
4) 加藤元一郎：注意の概念—その機能と構造. PT ジャーナル　37：1023-1028, 2003
5) 日本脳卒中学会脳卒中ガイドライン委員会（編）：脳卒中治療ガイドライン 2015. 協和企画, 2015, pp277-280
6) 宮本真明：8 Pusher 現象. 網本　和（編）：PT・OT のための高次脳機能障害 ABC. 文光堂, 2015, pp132-148

脳卒中理学療法士に期待すること

2

医師の立場から

山田　深[*1]

　発症早期からの離床と機能回復へ向けたアプローチや，チーム医療としての包括的な対応など，脳卒中診療においてリハビリテーションが担う役割は脳卒中の診断・治療技術の急速な進歩とともに飛躍的に拡大してきました．それとともに，関連する各職種が負うべき責任もより重大なものとなっています．安全かつ効率的にリハビリテーションを進めるためには，医学的な情報に裏打ちされた機能障害の評価と，個人因子，環境因子を踏まえた予後の見通しに基づき，エビデンスを加味した対応とさまざまな形での連携が求められます．

　脳卒中患者の症状は多彩ですが，特に身体が動かなくなるという問題の解決はリハビリテーションの根幹であり，運動麻痺や失調，感覚障害といった機能障害を有する患者がADLをどのように早期から拡大していけるのかは，理学療法士の働きいかんによって大きく左右されます．さらに，"できる"理学療法士は運動器に直接かかわる障害に加えて，いわゆる高次脳機能障害にも配慮を怠りません．半側空間無視や注意障害，失行などの理解なくして，効果的な運動学習はあり得ません．一方で，体力の向上，姿勢の安定は注意力を改善させ，ひいては記憶力，遂行機能の向上にもつながっていきます．

　摂食・嚥下障害への対応についても同様です．摂食時の姿勢の保持はもとより，多少の誤嚥はしても咳嗽によって異物を喀出する能力，気道感染を重症化させない体力，食事に集中できる持久力を養うことは，経口摂取を進めるうえで不可欠です．このように，理学療法における運動機能へのアプローチから波及していく効果は極めて大きく，作業療法士，言語療法士と相補的な関係を構築することで，その効果はさらに高まるといえます．

　そして，病棟でのADL向上には看護師の連携が不可欠であることは，あらためて言及するまでもありません．"できる能力"と"している状況"の違いを埋めるための担当者同士のコミュニケーション，目的意識の共有は必須であり，脳卒中診療にかかわる理学療法士には，多職種との連携の意識がより強く求められます．診療チームの医師を含め，互いにスペシャリストとして尊重し合い，意見し合える関係でありたいものです．

　医療者として常に笑顔を忘れることなく，患者・家族を動機づけ，臨機応変に患者のニーズに応えていくことが日々の臨床の基本と考えます．そのうえで，知識を深めること，技術を磨くことを怠ることなく，理学療法士として絶えず成長を志していくことが，チーム全体としての医療の質の向上につながります．そして，皆さんの常日頃の理学療法の取り組みが脳卒中診療における新しいエビデンス創出の原動力となっていくことに期待しています．

[*1]Shin Yamada/杏林大学医学部リハビリテーション医学教室

第3章

急性期における機器利用

　脳卒中理学療法に有用な数多くの機器が開発されており，ヒトの手だけでは成しえないさまざまな効果をもたらすことができる．現代の理学療法士には徒手と併せて機器の有効活用も求められており，本章では治療的電気刺激装置と免荷式リフトについてその適応と効果および活用方法を紹介していく．

1 急性期理学療法と治療的電気刺激

久保田雅史[*1]

> 🔒 **Key Questions**
> 1. 急性期に電気刺激を利用する意義とは
> 2. 電気刺激装置の種類
> 3. 電気刺激の実践例

はじめに

近年の脳卒中理学療法では,できるだけ発症早期からの介入が求められ,十分なリスク管理のもとに適切な運動課題と機能回復練習,積極的な運動療法の実施による身体機能改善と日常生活動作(ADL)の獲得を目指すことが強く勧められている[1].発症24時間以内に座位・立位などのリハビリテーションを開始すること[2]や,発症後数週間以内の急性期にリハビリテーションの量と質を高めること[3]が,その後の機能回復に影響を与えるとされており,電気刺激はこれらの運動療法と併用して使用することで,機能回復をより高めると期待されている.

急性期の回復メカニズムは残存している皮質脊髄路に依拠しており,リハビリテーションが残存している皮質脊髄路を刺激し,その興奮性を高めることにより,麻痺の回復を促進する(1st stage recovery)[4].つまり,急性期においては,いかに残存している皮質脊髄路の興奮性を引き出すリハビリテーションを実施できるかが重要となる.

電気刺激治療は,もともと慢性期脳卒中患者に対して痙縮の改善や麻痺筋を電気刺激することによる失われた機能の再建が目的で使用されることが多かった.しかし近年の脳科学の発展により,電気刺激が皮質脊髄路の興奮性や,シナプスの伝達効率を高めることが示され,発症早期から電気刺激療法を積極的に使用する有効性が報告されつつある.

電気刺激の種類

電気刺激は大きく分けて治療的電気刺激(TES:Therapeutic Electrical Stimulation)と機能的電気刺激(FES:Functional Electrical Stimulation)とに分かれる.TESは電気刺激による痙縮減弱と筋力増強により不全麻痺肢の随意性を改善させる治療であり,FESは脳卒中などによって失われた運動機能に対し電気刺激を用いて麻痺筋を収縮させ,動作再建を目指す治療である.しかし,FESの使用が,orthotic effect(装具的効果)のみでなく therapeutic effect(治療的効果)を有したとの報告

[*1] Masafumi Kubota/福井大学医学部附属病院リハビリテーション部

もあり，両者の区別がつきにくくなっている．

主に脳卒中で用いられる電気刺激には，神経筋電気刺激（NMES：Neuromuscular Electrical Stimulation）や，筋電誘発電気刺激（EMG-Stim：EMG-Triggered Electrical Stimulation），随意運動介助型電気刺激（IVES：Integrated Volitional Control Electrical Stimulation），末梢神経感覚刺激（PNS：Peripheral Nerve Sensory Stimulation）などがあり，近年では経頭蓋直流電気刺激（tDCS：Transcranial Direct Current Stimulation）も用いられる．今後も，医療機器の発展に伴って新たなコンセプトの電気刺激方法が開発されるであろう．

電気刺激が脳機能に与える影響

もともと末梢神経または筋への電気刺激は，末梢への効果を期待して使用されてきたが，近年，脳活動に影響を与えることが明らかとなってきた．Hanら[5]は，健常人において電気刺激が手関節背屈筋を収縮させた際のfMRIを評価し，電気刺激のみでも対側のSMC（一次感覚運動野）や，SMA（補足運動野）に賦活が生じることを報告し，末梢への電気刺激が中枢性に脳機能へ効果があることを示した．さらに，Joaら[6]は，健常人において随意収縮のみよりも電気刺激と併用することでSII（二次体性感覚野）の賦活が増大することを示しており，電気刺激は感覚入力を増大させる．

われわれは脳卒中症例に対して随意運動のみ，電気刺激のみ，電気刺激と随意運動を同期した場合の3つのタスク中の脳血流変化をPET（陽電子放射断層撮像法）にて評価した．その結果，電気刺激のみでは明らかな脳の賦活は得られなかったが，電気刺激と随意収縮を併用すると，随意収縮のみと比較してさらに感覚野へ脳活動が広がっていた（図1）．こ

のことからも，脳賦活への効果を期待する電気刺激療法では，随意運動と同期させることが重要と考えられる．

運動課題と電気刺激を同期させるFESが機能回復に有効であるという考えは，Hebb則「シナプスの前と後で同時に神経細胞が興奮するとき，そのシナプス効率は強化される」をもとに仮説が考えられている．Rushton[7]や，Soekadarら[8]の仮説によると，運動によって生じる遠心路の興奮と，電気刺激によって生じる体性感覚入力の興奮が，脊髄前角細胞やM1（一次運動野）において生じ，シナプス効率の向上，感覚-運動のネットワークの強化，運動機能の向上がなされると考えられている（図2）．

また，PNSのように感覚閾値程度の電気刺激でも，一定時間末梢神経を刺激すると脳活動が変化することが示されている[9]．感覚閾値程度の電気刺激を2時間末梢神経に行うと，MEP（運動誘発電位）の振幅増大[10]や，M1, S1（一次体性感覚野），PMd（背側運動前野）の賦活[11]が示されている．さらに，Khaslavskaiaら[12]は，30分間の総腓骨神経への電気刺激と随意運動を併用すると皮質脊髄路の興奮性が最も高まることを示し，短時間でも脳の興奮性を高められることが示されている．これらの感覚入力による運動関連ネットワークの興奮性向上は，実際に筋力を高めるなどの効果があるとされている．

急性期におけるTES

NMESはTESの一つで，表面電極を末梢神経または筋腹直上に貼り付け，電気刺激で筋収縮を生じさせ，麻痺で運動できない関節を動かす方法である．急性期におけるNMESの目的は，感覚入力の増大，筋萎縮の予防，肩関節亜脱臼の予防，運動麻痺の改善，関節拘縮の予防，痙縮の予防などが挙げられ，広

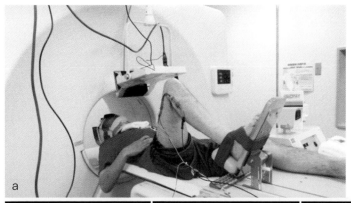
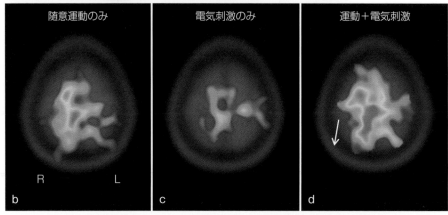

図1 電気刺激のみおよび電気刺激と随意運動併用の脳活動評価

発症3年経過した慢性期脳卒中(左片麻痺)の一例.随意運動のみ,電気刺激のみ,随意運動と電気刺激を併用の3種類をPET装置で脳血流評価した(a).その結果,随意運動中は運動野・補足運動野の脳血流が増大した(b).電気刺激のみでは明らかな脳血流変化は得られないが(c),随意運動と電気刺激を併用すると感覚野まで脳血流増大範囲が広がる(d).

く使用されている.

運動機能改善に対して,いくつかの先行研究がある.Chaeら[13]は,発症2週程度の脳卒中症例に対し,1日1時間のNMESを15セッション実施したところ,プラシーボ群と比較してFugel-Meyer運動項目の改善幅が大きかったと報告している.さらに,Hsuら[14]は発症平均20日程度の脳卒中症例に対して,NMESを週5日間4週間実施することで麻痺上肢機能が有意に高まることを示した.また,Linら[15]は,発症40日程度の脳卒中症例に対し,3週間のNMES治療により,終了時のみでなくfollow-up 6カ月時点でも運動機能の上昇が維持されたと報告している.脳卒中後の筋力増強に関するAdaら[16]のシステマティックレビューにおいて,急性期脳卒中症例に対する積極的なNMESは効果的であるとともに痙性増悪などにはつながらないことも確認されている.さらに,野添らは発症超早期から両側大腿四頭筋にNMESを1日約1時間で週5〜6日実施することで,発症2週時の筋厚の減少を麻痺側・非麻痺側ともに抑制できたと報告しており,筋萎縮の抑制も期待できる可能性がある[17].

電気刺激による筋力強化のメカニズムは,過負荷の原則(電気刺激による筋収縮が筋に過負荷をかける)と選択性の原則(電気刺激は遅筋線維より速筋繊維を収縮させる)に

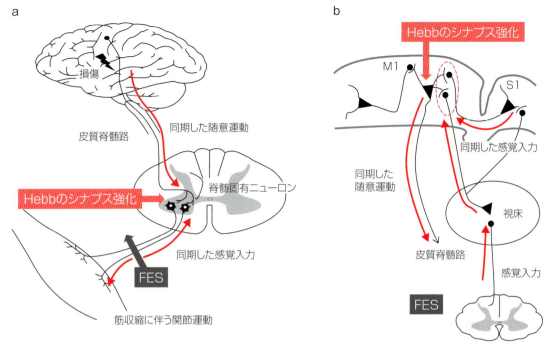

図2 機能的電気刺激（FES）が神経可塑性を高める仮説
a：脳からの随意収縮の命令とFESからの感覚入力が前角細胞において同期し，Hebbのシナプス強化が生じる（文献7）より改変引用）．
b：FESからの感覚入力が視床を介してM1において随意収縮の興奮と同期し，Hebbのシナプス強化が生じる（文献8）より改変引用）．

よって生じるとされている．さらに，運動単位動員の改善や脳への感覚入力の増大といった神経因性の筋力強化も，電気刺激によって生じていると考えられる．運動麻痺が重度でも，電気刺激のみで関節運動を生じさせることが可能であり，NMESは中等度から重度麻痺症例に適応できる[18]．

EMG-stimは，NMESに改良が加えられ，随意収縮時に生じる筋放電をトリガーとし，電気刺激が誘発される．NMESでは，電気刺激に伴う感覚入力の増大と，筋収縮を伴う関節運動が生じることが重要とされるが，EMG-stimは麻痺肢を動かす随意努力という認知的な要素も加味されている．それによって，EMG-stimは随意運動の命令と感覚入力が同期化し，より治療効果が期待される．システマティックレビューにおいても，比較的急性期からNMES以上に高い効果を有する

とされている[19]．Fransicoら[20]は発症後17日程度の症例に対し，EMG-stimを6週間使用することで，コントロール群と比較して運動機能の改善のみでなく，日常生活動作能力も高く改善していたと報告しており，認知面などの問題がなければ，比較的早期から使用可能である．

さらに近年，わが国において随意収縮の程度に応じて電気刺激量を調節するIVESが開発され，より課題指向型トレーニングと併用して電気刺激を負荷することが可能となっている．急性期での効果検証は未だ不十分であるが，慢性期での有効性は高く[21]，認知機能に問題なければ発症早期から使用可能である．

NMESやEMG-stimでは，強い電気刺激に伴って関節運動が生じるため，細かい筋出力の調整などは逆に行いづらくなる．一方で，

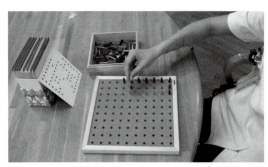

図3 課題指向型トレーニングとPNSとの併用場面

感覚閾値のPNSは，電気刺激が運動課題を邪魔することなく運動療法と容易に併用することが可能である（**図3**）．Confortoら[22]は発症2カ月以内の脳卒中症例に対し，2時間の感覚閾値のPNSを週3回，1カ月間実施すると，Jebsen-Taylor testにおける上肢機能が有意に改善したと報告している．健常人や，慢性期脳卒中症例での報告は多いが，急性期での報告は少なく，今後の検証が望まれる．

急性期におけるFES

FESは，1961年にLibersonら[23]が慢性期の片麻痺症例の下垂足に対して歩行再建を試みたのが最初とされている．多くはDrop footに対する総腓骨神経への電気刺激であるが，腓腹筋や中臀筋，大腿四頭筋など複数の筋を同時に制御することで歩行を再建することも試みられてきた．メタ解析[24〜26]において，質の高い大規模研究は未だ少ないものの，脳卒中症例に対する下肢FESは筋力を改善させ，電気刺激中に歩行速度を向上させるのみでなく，電気刺激終了後にもcarry over effect（therapeutic effect）として歩行速度の向上が維持されるとされている．

下肢機能に対するFESは，近年急性期症例に対しても使用されている．Yanら[27]は発症後平均8.5日の急性期脳卒中症例に対して，側臥位で歩行様リズムに設定した大腿四頭筋，ハムストリングス，前脛骨筋，中臀筋へのFESを3週間行い，コントロール群と比較して筋緊張亢進の抑制，筋力向上，歩行能力向上がみられたと報告している．

さらに，FESはさまざまな運動療法と併用することが可能である．Tongら[28]は，発症2週程度の比較的急性期の脳卒中症例に対し，体重部分免荷歩行練習にFES（立脚期に大腿四頭筋と遊脚期に前脛骨筋）の併用を試みている．4週間実施し，機能回復に有意差は出なかったものの，練習中の免荷量の減少や歩行速度の向上はFES群に早くみられていた．また，Ambrosiniら[29]は発症40日程度経過した脳卒中症例に対し，自転車エルゴメーターとFESを併用して使用し，運動機能の回復や歩行能力改善に貢献したと報告している．歩行や自転車運動に限らず，立ち上がりやスクワット運動，荷重練習など，さまざまな動作課題にFESを併用することで，麻痺肢に注意を向かせやすく，急性期から筋収縮の促通が可能である．

われわれは発症後2週間以内の症例に対し遊脚期の前脛骨筋と立脚後期の腓腹筋へのFESを歩行練習中に実施し，その直前，実施中，および実施後において三次元歩行解析と近赤外線分光法（NIRS：Near-infrared Spectroscopy）での脳血流評価を行った[30]．電気刺激の使用により歩行速度が向上したのみでなく，関節角度やモーメントといった歩行パラメータに変化がみられた．興味深いことに，FESを用いた歩行練習を一定時間実施し，その後に電気刺激なしで歩行を行うと，立脚期の歩行パラメータや歩行速度は維持されており，carry over effectを認めた（**図4**）．また歩行中の脳血流変化では，非損傷側の運動野血流増大がFESによって抑制されており，歩行中のFESが脳活動へ影響を与える可能性が示唆された．

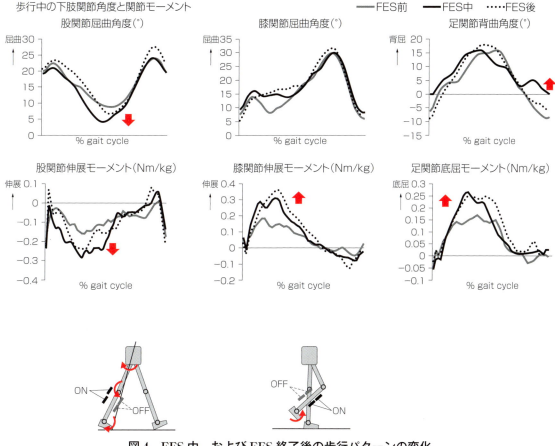

図4　FES中，およびFES終了後の歩行パターンの変化

　FESは立脚期への腓腹筋と，遊脚期への前脛骨筋へ実施した．FES前を灰色実線，FES中を黒色実線，FES終了後を破線で示す（横軸はすべて一歩行周期）．
　FES中には立脚期股関節伸展角度増大して歩幅を確保し，立脚中期の股関節・膝関節モーメントの増大で支持性向上，立脚後期の足関節モーメント増大で推進力の向上を認め，歩行速度は上昇していた．また，遊脚期には足関節背屈角度が増大し，Drop footの改善を認めた．FES終了後は，立脚期の歩行パターンは維持していたが，遊脚期の変化は維持できていなかった．

　上肢に関してもFESは用いられている．Alonら[31]は，発症2週程度の症例を，運動課題と電気刺激を併用したFES群と運動課題のみのコントロール群に分け，発症12週時にFES群はコントロール群と比較して上肢機能が有意に向上したと報告している．さらに，Schickら[32]は亜急性期の脳卒中症例に対してFESとミラーセラピーを併用することで，より効果が高くなる可能性を示唆している．発症早期から電気刺激を用いた運動療法は，早期の機能回復を引き出すとともに，長期的にも高い機能獲得に貢献すると思われる．

経頭蓋直流電気刺激

　近年，非侵襲的に脳の興奮性をmodulationできる方法として経頭蓋直流電気刺激が注目されている．陽極刺激興奮性を高め，陰極刺激で興奮性を低下させるため，脳卒中後の抑制されている損傷半球の促通や，過剰な活動となっている非損傷半球の抑制を促すことができる．また，機能低下している脳内ネットワークの興奮性を高めるなど，脳内のneuromodulationに関与できる．回復期や慢性期では運動麻痺の改善，認知・学習機能の向上，言語・嚥下機能の改善，半側空間無視などに使用した報告が多くなされているが，急性期での報告はまだ少ない．Rossiら[33]は発症2日目から5日間の陽極tDCS刺激を行った場合と，シャム刺激を行った場合とを比較しているが，運動機能スコアに有意な差は認めなかったとしている．一方，同様な非侵襲的脳刺激である反復経頭蓋磁気刺激（rTMS：Repetitive Transcranial Magnetic Stimulation）は，発症平均6日目から5日間の刺激で1年後のfollow-upまで機能向上が維持されていたとの報告[34]があり，tDCSにおいても急性期から有効性が期待されるが，今後の検証が必要である．

電気刺激の実際

1．電気刺激の種類，使用機種の決定

電気刺激を使用する前に，目的を明確にしておく必要がある．麻痺改善，筋萎縮予防，亜脱臼予防，鎮痛など，目的によって使用する機器，設定，対象となる神経・筋などが異なる．市販されている機器の一部を**表1**に示す．

急性期における運動麻痺の改善が目的であれば，病期や病態評価が重要となる．運動麻痺が軽度で，巧緻性の改善や皮質脊髄路の興奮性向上が目的であればPNSが適しており，イトーESPURGE（伊藤超短波）や，インテレクト ネオ（インターリハ）などを用いる．

麻痺が中等度で，随意運動可能であるが弱く，認知面に問題がなければIVES®（オージー技研）やMURO Solution（パシフィックサプライ）などの筋電トリガー型電気刺激が適している．ただ，随意収縮量が少ないと，自らの筋電図でトリガーができない．ボタンスイッチ型の電気刺激装置は，治療者のタイミングで収縮を促すためセラピストの習熟は必要となるが，電極を貼り付けるだけで刺激が開始できるため準備にほとんど時間がかからず，臨床では使いやすい．DRIVE（デンケン）は，ボタンスイッチ型の電気刺激が可能であり，軽量・小型であるため，装置をポケットに入れながら歩行練習などができる．歩行神経筋電気刺激装置NM-F1（伊藤超短波）は刺激トリガーにフットスイッチかボタンスイッチを選択できる．

歩行時のDrop footに対するFESに特化しているのがNESS L300™（フランスベッド）やウォークエイド®（帝人ファーマ）である．電極とバンドが一体化しており，患者自身での装着も可能である．また，NESS H200®（フランスベッド）は上肢のトレーニング用FES装置である．指の屈曲・伸展のみでなく，円筒握りや鍵握りなどの把持機能再建が可能である．

意識レベルが低下しており，指示に応じられない重症症例や，脳出血後の脳室ドレナージなどで離床困難な時期には，筋の廃用予防を目的とする．G-TES®（ホーマーイオン研究所）は，下肢全体をベルト電極で筋収縮させる方法であり，非常に効率良く筋収縮が得られる．

2．電極の貼り付け

まず，アルコール綿などで，電極貼り付け部位の垢や油分を除去する．体毛があれば事前に剃毛しておくことで，通電しやすくなるとともに，電極を外す際に痛みが生じにくい．

電極は末梢神経か筋腹直上に貼り付ける．PNSは末梢神経を電気刺激するため，手指の運動麻痺改善が目的であれば正中神経と尺骨神経を覆うように貼り付ける（**図5a**）．下肢の背屈が不十分な症例には総腓骨神経に電極を貼り付ける（**図5b**）．

筋腹への電気刺激の際は，事前にモー

1 急性期理学療法と治療的電気刺激　121

表1　電気刺激機器

機器名	適応，注意点	機器名	適応，注意点
イトー ESPURGE（伊藤超短波） 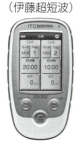	小型で携帯しやすく，安価であり購入しやすい．急性期ではNMESやPNSなどに適している．モードはTENS，EMS，マイクロカレントなどが設定可能であり，周波数やパルス幅の設定が細かく設定可能である．	電気刺激装置 NM-F1（伊藤超短波） 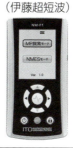	センサートリガーや手動スイッチでのFESが可能で，急性期の重度麻痺症例にはNMESとしての使用も可能である．主に尖足や下垂足に対して歩行中FESとしての使用が主な適応となる．モーターポイント検索も行え，急性期から回復期，慢性期どの病期でも適応がある．
インテレクト ネオ（インターリハ） 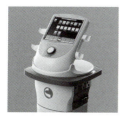	刺激の設定は幅広く，TENS，EMS，干渉波，高電圧パルス，ロシアンパルス，直流刺激，筋電誘発電気刺激など多くの刺激設定が可能である．電極種類も複数で，多くの治療目的シーンが可能なため，もちろん脳卒中急性期での使用範囲も広い．	ウォークエイド®（帝人ファーマ） 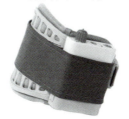	下垂足・尖足を呈した症例の歩行再建に適応がある．下腿部のコンポーネントのみであり，装着は簡易で，日常生活での使用も可能である．エクササイズモードで座位での使用も可能であり，急性期からの使用も可能である．
IVES®（オージー技研） 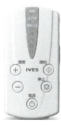	小型で携帯できる．重度麻痺には健側筋収縮による筋電図をトリガーとした電気刺激が適応となり，随意的な筋収縮が可能となれば筋電トリガー型電気刺激が適応となるため，幅広い病態でのFESが可能である．粘着パッドのため，刺激筋などは治療者が選択でき，上肢でも下肢でも使用可能である．急性期から回復期，慢性期まで幅広い病期で使用可能である．	NESS L300™（フランスベッド） 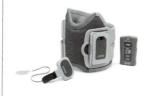	下垂足・尖足を呈した症例の歩行再建に主に適応がある．コントロールユニット，下腿部の刺激ユニット，足部のセンサーユニットからなり，日常生活でも使用可能である．トレーニングモードがあり，急性期からの使用も推奨されているが，主に回復期や，在宅での使用しやすく，リース契約なども準備されている．
MURO Solution（パシフィックサプライ） 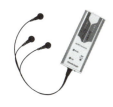	IVESと同様，筋電をトリガーとした電気刺激が可能である．オプションのリストサポーターを使用することで，重度麻痺症例から使用可能となる．急性期から回復期，慢性期まで幅広い病期で使用可能である．	NESS H200®（フランスベッド） 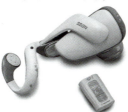	「つかむ」と「はなす」といった上肢専用の電気刺激装置である．装具（スプリント）の機能を備えているため，重度麻痺症例にも適応できる．神経筋再教育のみでなく，手指の拘縮予防や，筋萎縮予防，血流改善や痙縮緩和などを目的とする．急性期から使用可能であり，回復期や慢性期まで幅広い病期で使用可能である．簡単な装着で，在宅でも使用が可能である．L300同様にリース契約も準備されている．
DRIVE（デンケン） 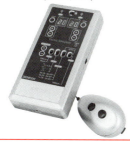	安価で，簡便に手動スイッチでのFESが可能である．設定項目は少ないが，装着から刺激開始まで時間が非常に短時間で，携帯性にも優れている．2チャンネルを同時刺激や個別刺激が可能であり，歩行や立ち上がりなど，さまざまな動作に合わせた刺激が可能である．Onとoffの時間を設定できるAUTOモードもあり，急性期での使用にも適している．	G-TES®（ホーマーイオン研究所） 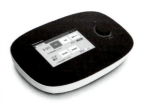	刺激パルスの波形が独特で，皮膚抵抗が少ないため，疼痛少なく強い筋収縮が得られる．電極がベルト式であり，モーターポイントなどに関係なく，下肢全体の筋収縮を得るのに適している．

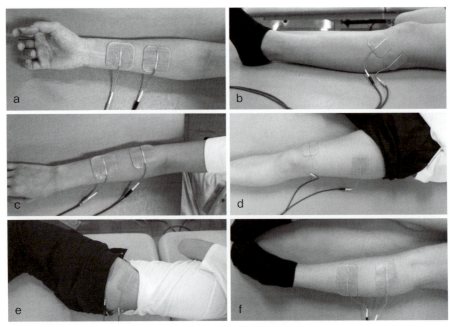

図5 電極貼り付け位置
a：正中神経・尺骨神経　b：総腓骨神経
c：手関節背屈筋　　　d：大腿四頭筋
e：中臀筋　　　　　　f：腓腹筋

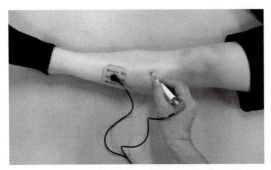

図6 モーターポイントの検索（図は前脛骨筋）
①ペン型電極，表面電極，ジェルを用意する．②表面電極を陽極に接続し，対象筋の遠位筋腹上に貼り付ける．③対象筋のモーターポイントがあると思われる部位周辺にジェルを塗り，ジェルの上からペン型電極をあて，筋収縮が最も強く観察できる部位を探す．

ポイントを探しておく必要がある（図6）．モーターポイントとは，電気刺激に対し最も筋収縮が生じやすい点であり，モーターポイントに正確に電気刺激を行えれば疼痛を最小限に筋を収縮させることが可能となる．モーターポイントの位置が分かれば，片方の電極をモータポイント直上に，もう一方の電極を同一筋の筋腹上に貼り付ける．手関節背屈筋（図5c），大腿四頭筋（図5d），中臀筋（図5e），腓腹筋（図5f）は臨床でよく用いる．歩行遊脚期に足関節背屈を促す際に前脛骨筋への刺激では内反接地となる場合には，内外反中間位で背屈できるよう総腓骨神経を刺激する．

3．電気刺激パラメータの設定

電極サイズ：電極のサイズは，筋の大きさに合わせる．電流密度は電極の大きさに反比例するため，下肢の大きな筋を小さい電極で刺激すると，痛みが生じやすい．

電流のタイプ：大きく，直流（direct current）と交流（alternative current）に分かれる．直流は常に一定の電圧（電荷）がかかった状態であり，創傷治癒，脱神経筋の刺激，経頭蓋電気刺激などで用いられる．FESやTESの場合には二相性の交流を用いる．

パルス幅：200〜300 μs が一般的である．

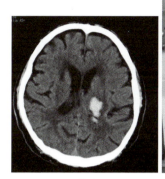 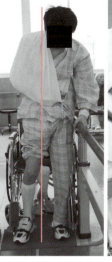 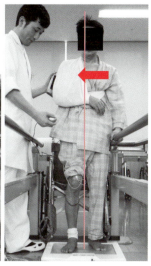 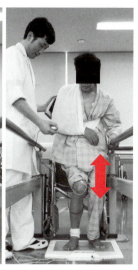

CT　　　　立位：電気刺激(−)　　　立位：電気刺激(+)　　　電気刺激に合わせて
　　　　　　　　　　　　　　　　　　　　　　　　　　　　　　立ち上がり練習

図7　立位・立ち上がり練習でのFES

　70歳男性，左視床出血（発症5日目）．12段階下肢麻痺grade 3であり，立位で右膝蓋腱にわずかな緊張は触知できるものの，右下肢荷重は体重の5%未満で困難であった．大腿四頭筋と腓腹筋（または中殿筋）に電気刺激（タイミングはセラピストの手動スイッチ）しながら右下肢への荷重を促し，最大で20%程度荷重可能となった．右下肢荷重を意識しながらスクワット運動や立ち上がり練習を反復し，筋の収縮感覚の学習を促した．そのほかにも，長下肢装具を装着した歩行練習や，部分免荷装置を用いた歩行練習でもFESを併用した．

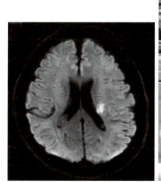 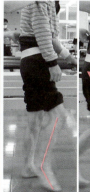 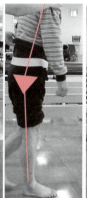 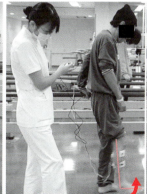 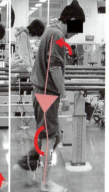

MRI DWI　　　　FES前の歩行パターン　　　　　　FES中の歩行パターン

図8　歩行中のFES

　67歳男性，左皮質梗塞（発症7日目）．12段階下肢麻痺grade 8．電気刺激前は立脚期の膝過伸展，体幹前傾，骨盤後方偏位し，遊脚期はDrop footがみられた．歩行周期に合わせ，立脚期に腓腹筋を，遊脚期に前脛骨筋を刺激すると，立脚期の体幹前傾減少，膝関節反張膝軽減で下肢支持性が上昇した．さらに遊脚期のDrop footが軽減し，ぶん回し歩行や体幹の反対側への側屈も減少した．

PNSでは1 ms程度の長いパルス幅を用いる．

周波数：多くの研究は不快感を少なく筋収縮を生じさせるために15～50 Hzを使用している．周波数を下げると，不快感・疼痛を引き起こしやすくなり，周波数を上げると疲労

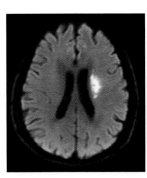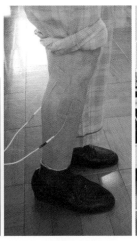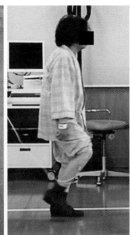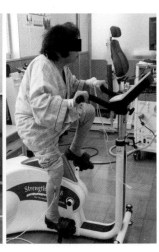

図9　PNSを用いた運動療法

73歳女性，左放線冠梗塞（発症6日目）．12段階下肢麻痺 grade 11 で軽い運動麻痺あり．足関節背屈可能ではあるが，歩行時に背屈不十分で軽度引きずっていた．PNSを総腓骨神経へ30分間実施した．PNSをしながら歩行練習や自転車エルゴメーターなどを実施することで，動作中の足関節背屈に注意を向けながら操作獲得を促した．

が生じやすくなる．3 Hz では皮質脊髄路の興奮性が低下し，30 Hz では皮質脊髄路の興奮性が上昇[35]との報告もあり，興奮性を促す場合は 30 Hz 前後が推奨されている．一方で carrier 周波数を数千 Hz と高周波で皮膚抵抗を下げ，疼痛軽減を図り，その pulse を burst 周波数 50〜100 Hz 程度で発振させるといった方法[31,36]もあり，刺激装置によって異なる．

振幅（強度）：刺激強度は電流値で制御する．電気の感覚はあるが筋収縮はみられない感覚閾値，筋収縮が生じる運動閾値，疼痛や不快感のない範囲で最大強度，などで強度を設定することが多い．感覚障害を有している症例では，電気刺激の強度を過剰に高めないよう注意が必要である．

刺激時間：電気刺激の時間と効果に関しては未だ十分な結果は得られていない．PNSの場合は1回に30分〜2時間程度を週5回刺激したとの報告が多く，NMESの場合は週2.5時間（1日30分を週5日間）で十分効果

は生じる[15]との報告もあり，臨床では目安の一つである．

電気刺激の禁忌：心臓ペースメーカーが挿入されている場合は禁忌である．心電図モニター管理の症例では，刺激波形を心電図モニターが拾う場合があるため，事前に主治医と十分協議しておく．また，電極設置部位の皮膚に炎症，潰瘍，感染などが疑われる場合には行わないほうがよい．

電気刺激の実践例：急性期脳卒中症例に対する電気刺激を用いた運動療法の例を示す．重度の麻痺症例では立ち上がりや立位荷重練習などの運動課題と併用して電気刺激を使用する（**図7**）．長下肢装具の使用や，部分免荷装置などとの併用も可能である．歩行可能であれば，歩行リズムに同期したFESによって歩行機能の改善を目指す（**図8**）．麻痺軽症例では，PNSとして電気刺激を与えながらの高い運動パフォーマンス練習が可能である（**図9**）．

🔓 Conclusion

　電気刺激治療は，刺激の末梢効果のみでなく，随意運動と併用することで脳の興奮性を高め，脳卒中後の神経可塑性を高めることが期待されている．脳卒中急性期の離床，立位，歩行練習などと併用可能であり，より質の高いリハビリテーションに寄与できる．使用の際には目的を明確にし，症例の病態に合わせて刺激装置・刺激方法・刺激パラメータを的確に選択することが重要である．

文 献

1) 日本脳卒中学会脳卒中ガイドライン委員会（編）：脳卒中治療ガイドライン2015．協和企画，2015
2) Cumming TB, et al：Very early mobilization after stroke fast-tracks return to walking：further results from the phase Ⅱ AVERT randomized controlled trial. *Stroke* **42**：153-158, 2011
3) Kwakkel G, et al：Effects of intensity of rehabilitation after stroke. A research synthesis. *Stroke* **28**：1550-1556, 1997
4) Swayne OB, et al：Stages of motor output reorganization after hemispheric stroke suggested by longitudinal studies of cortical physiology. *Cereb Cortex* **18**：1909-1922, 2008
5) Han BS, et al：Functional magnetic resonance image finding of cortical activation by neuromuscular electrical stimulation on wrist extensor muscles. *Am J Phys Med Rehabil* **82**：17-20, 2003
6) Joa KL, et al：Evaluation of the brain activation induced by functional electrical stimulation and voluntary contraction using functional magnetic resonance imaging. *J Neuroeng Rehabil* **9**：48, 2012
7) Rushton DN：Functional electrical stimulation and rehabilitation：an hypothesis. *Med Eng Phys* **25**：75-78, 2003
8) Soekadar SR, et al：Brain-machine interfaces in neurorehabilitation of stroke. *Neurobiol Dis* **83**：172-179, 2015
9) Chipchase LS, et al：Peripheral electrical stimulation to induce cortical plasticity：a systematic review of stimulus parameters. *Clin Neurophysiol* **122**：456-463, 2011
10) Kaelin-Lang A, et al：Modulation of human corticomotor excitability by somatosensory input. *J Physiol* **540**：623-633, 2002
11) Wu CW, et al：Enduring representational plasticity after somatosensory stimulation. *Neuroimage* **27**：872-884, 2005
12) Khaslavskaia S, et al：Motor cortex excitability following repetitive electrical stimulation of the common peroneal nerve depends on the voluntary drive. *Exp Brain Res* **162**：497-502, 2005
13) Chae J, et al：Neuromuscular stimulation for upper extremity motor and functional recovery in acute hemiplegia. *Stroke* **29**：975-979, 1998
14) Hsu SS, et al：Dose-response relation between neuromuscular electrical stimulation and upper-extremity function in patients with stroke. *Stroke* **41**：821-824, 2010
15) Lin Z, et al：Long-term effectiveness of neuromuscular electrical stimulation for promoting motor recovery of the upper extremity after stroke. *J Rehabil Med* **43**：506-510, 2011
16) Ada L, et al：Strengthening interventions increase strength and improve activity after stroke：a systematic review. *Aust J Physiother* **52**：241-248, 2006
17) Nozoe M, et al：Efficacy of neuromuscular electrical stimulation for preventing quadriceps muscle wasting in patients with moderate or severe acute stroke：A pilot study. *NeuroRehabilitation* **41**：143-149, 2017
18) Rosewilliam S, et al：Can surface neuromuscular electrical stimulation of the wrist and hand combined with routine therapy facilitate recovery of arm function in patients with stroke? *Arch Phys Med Rehabil* **93**：1715-1721, 2012
19) de Kroon JR, et al：Relation between stimulation characteristics and clinical outcome in studies using electrical stimulation to improve motor control of the upper extremity in stroke. *J Rehabil Med* **37**：65-74, 2005
20) Francisco G, et al：Electromyogram-triggered neuromuscular stimulation for improving the arm function of acute stroke survivors：a randomized pilot study. *Arch Phys Med Rehabil* **79**：570-575, 1998
21) Yamaguchi T, et al：Effects of integrated volitional control electrical stimulation (IVES) on upper extremity function in chronic stroke. *Keio J Med* **60**：90-95, 2011
22) Conforto AB, et al：Effects of somatosensory stimulation on motor function after subacute stroke. *Neurorehabil Neural Repair* **24**：263-272, 2010

23) Liberson WT, et al：Functional electrotherapy：stimulation of the peroneal nerve synchronized with the swing phase of the gait of hemiplegic patients. *Arch Phys Med Rehabil* **42**：101-105, 1961
24) Glanz M, et al：Functional electrostimulation in poststroke rehabilitation：a meta-analysis of the randomized controlled trials. *Arch Phys Med Rehabil* **77**：549-553, 1996
25) Kottink AI, et al：The orthotic effect of functional electrical stimulation on the improvement of walking in stroke patients with a dropped foot：a systematic review. *Artif Organs* **28**：577-586, 2004
26) Robbins SM, et al：The therapeutic effect of functional and transcutaneous electric stimulation on improving gait speed in stroke patients：a meta-analysis. *Arch Phys Med Rehabil* **87**：853-859, 2006
27) Yan T, et al：Functional electrical stimulation improves motor recovery of the lower extremity and walking ability of subjects with first acute stroke：a randomized placebo-controlled trial. *Stroke* **36**：80-85, 2005
28) Tong RK, et al：Effectiveness of gait training using an electromechanical gait trainer, with and without functional electric stimulation, in subacute stroke：a randomized controlled trial. *Arch Phys Med Rehabil* **87**：1298-1304, 2006
29) Ambrosini E, et al：Cycling induced by electrical stimulation improves motor recovery in postacute hemi paretic patients：a randomized controlled trial. *Stroke* **42**：1068-1073, 2011
30) 久保田雅史, 他：急性期脳梗塞患者に対する歩行中の機能的電気刺激治療が歩容および内側感覚運動皮質のヘモグロビン濃度へ及ぼす即時的効果. 理学療法学 **41**：13-20, 2014
31) Alon G, et al：Functional electrical stimulation enhancement of upper extremity functional recovery during stroke rehabilitation：a pilot study. *Neurorehabil Neural Repair* **21**：207-215, 2007
32) Schick T, et al：Synergy effects of combined multichannel EMG-triggered electrical stimulation and mirror therapy in subacute stroke patients with severe or very severe arm/hand paresis. *Restor Neurol Neurosci* **35**：319-332, 2017
33) Rossi C, et al：Transcranial direct current stimulation of the affected hemisphere does not accelerate recovery of acute stroke patients. *Eur J Neurol* **20**：202-204, 2013
34) Khedr EM, et al：Long-term effect of repetitive transcranial magnetic stimulation on motor function recovery after acute ischemic stroke. *Acta Neurol Scand* **121**：30-37, 2010
35) Pitcher JB, et al：Frequency-dependent, bi-directional plasticity in motor cortex of human adults. *Clin Neurophysiol* **114**：1265-1271, 2003
36) Yoki H, et al：Engineering Approach for Functional Recovery Based on Body Image Adjustment by Using Biofeedback of Electrical Stimulation. Clinical Systems Neuroscience, Springer Japan, 2015, pp203-247

2 急性期理学療法と免荷式リフト

田原麻里[*1] 福山勝彦[*2]

🔒 Key Questions

1. 急性期に免荷式リフトを利用する意義とは
2. 免荷式リフトの種類は
3. 免荷式リフト利用の実践例とは

はじめに

平成25年国民健康・栄養調査による平均身長と平均体重の年次推移では，30代・50代の男性の平均身長は，1975～2013年で4.3%・5.3%増加し，女性は，3.7%・4.7%増加，平均体重は，男性が11.8%・19.1%増加，女性は4.1%・6.6%の増加を認めている（**図1, 2**）．これは，今後脳卒中患者の身長・体重がさらに増加することを示唆し，立位・歩行訓練の阻害因子となることや，セラピストの介助量の増加が懸念される．また，少子高齢化により医療費が増大していることから患者の医療費負担を軽減するために，効率的にリハビリテーションを行う必要がある．

以上のことから，介助量の多い患者に対し，安全かつ効率的にリハビリテーションを行いつつ，セラピストの労働環境を整備する必要がある．国も，労働環境の整備のため，医療・介護ロボットなどの研究・開発を促進する成長戦略を掲げており，リハビリテーション分野でもその導入が期待されている．

急性期に免荷式リフトを利用する意義とは

急性期における早期リハビリテーションは，過度の安静による廃用症候群や合併症の予防と，十分なリスク管理下での機能回復のための運動療法が重要である．先行研究によると，座位・立位・歩行などの抗重力訓練は，歩行能力や日常生活動作が改善されたとしており，『脳卒中治療ガイドライン2015』では，歩行や歩行に関連する下肢訓練量を多くすることは，歩行能力の改善のために強く勧められグレードAとされている[1]．

しかし急性期における起立・歩行訓練は，**表1**に示す問題により，転倒のリスクやルート類のアクシデントの危険性が高まる．また，セラピスト1人では安全に対応できず，1人の患者に対し数名で介助を行わなければならないこと，大幅な介入時間の延長による患者への過度な負荷が懸念される．病院によって

[*1] Mari Tabara／至仁会圏央所沢病院リハビリテーション科
[*2] Katsuhiko Fukuyama／つくば国際大学医療保健学部理学療法学科

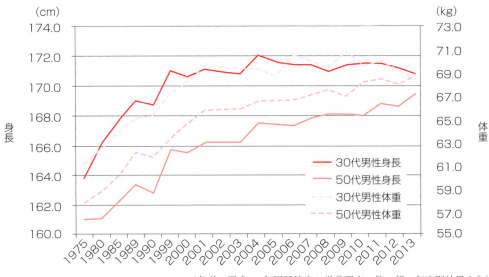

(参考:平成25年国民健康・栄養調査 第4部 年次別結果より)

図1 日本人の平均身長・平均体重の年次推移(1975年~2013年の30・50代男性)

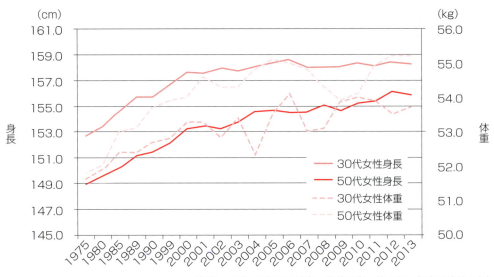

(参考:平成25年国民健康・栄養調査 第4部 年次別結果より)

図2 日本人の平均身長・平均体重の年次推移(1975年~2013年の30・50代女性)

は,1人の患者に時間や人員を割けない場合,重症患者の起立・歩行訓練自体が制限されることも考えられる.

このような時に活躍するのが免荷式リフトである.免荷式リフトは簡単にいうと,絶対に患者を転倒させない環境を作ることができる装置である.転倒しないという安心感から患者とセラピストの精神的な負担を軽減することができる.また,腰部や下肢に疼痛がある場合や,身体的な負担をかけられない場合は,免荷量調整により訓練負荷量を調節することができる.装置が腰部や体幹を支持するため介助量が軽減され,これにより不安定な頸部や麻痺のある四肢に対するアプローチが可能となり,立位の訓練時間量の増加や繊細なアプローチができる.さらに体格の小さい

表1　立位・歩行訓練におけるリスク

心身　　：意識障害がある方
機能面　　重度の片麻痺，四肢麻痺の方
　　　　　定頸していない方
　　　　　体格が大きい方
　　　　　予測不能の行動をする方
　　　　　気管切開中の方
　　　　　外減圧中の方
　　　　　恐怖心の強い方
　　　　　易疲労の方
　　　　　腰部や下肢などに疼痛がある方
環境面：点滴
　　　　酸素
　　　　膀胱留置カテーテル
　　　　評価機器（心電図・血圧・SpO_2など）
　　　　経管栄養類
　　　　介助者・介入時間の不足

セラピストや経験の浅いセラピストでも安全に対応できるため，安全かつ平等なリハビリテーションの提供が可能となる．

リハビリテーション用の免荷式リフトは，回復期・維持期の病院，施設では導入が進んでいるが，急性期病院ではまだ少ないのが現状である．急性期のうちから起立・歩行訓練を行うことは，廃用予防・機能回復といった側面だけでなく，患者・家族のモチベーション向上のためにも重要な役割を果たすと思われる．また，『脳卒中治療ガイドライン 2015』[1]でグレードBとされている歩行補助ロボットを使用した歩行訓練においても免荷式リフトとの併用は可能なものがある．

免荷式リフトの種類

免荷式リフトは，トレッドミルと一体もしくは併用して使用するタイプ（以下，トレッドミルタイプ）と，歩行器に免荷機能がついたタイプ（以下，歩行器タイプ）に大別される．どちらのタイプも主にハーネスを骨盤や体幹に装着し，スリングで吊り下げるものが一般的である．そのほかにも，空気を利用したチャンバーにより患者を持ち上げ免荷を行うもの（整形外科疾患での報告が多い）や，天井にスリングで吊り上げるようにし，鉄板天井の範囲内を動けるタイプなどがある．メーカーや種類によって体重・身長制限や免荷範囲が異なるため使用前には確認が必要である．特に脳卒中の急性期の場合は，中心静脈カテーテルや膀胱留置カテーテルなどが留置されていることがあるため，ハーネスなどで治療・処置部位を圧迫しないような種類のものが好ましいと思われる．

1．トレッドミルタイプ

トレッドミルタイプの利点は，短時間かつ省スペースで多くの歩数を歩くことができ，手すりやほかの評価機器，ロボットなどとの併用，点滴や酸素などの管理も楽に行える点である．『脳卒中治療ガイドライン 2015』[1]においてもトレッドミル訓練は脳卒中患者の歩行を改善するので勧められる（グレードB）としている．岡田ら[2]は，トレッドミル歩行と平地歩行とは相違点はあるものの類似性が高く平地歩行への有用な代替的手法になると述べている．また河島[3]は，体重の部分免荷によるトレッドミルトレーニング歩行，ロボティクスを用いた受動歩行などの歩行リハビリテーションは，Center Pattern Generator（中枢パターン発生器）を中核とした運動出力系

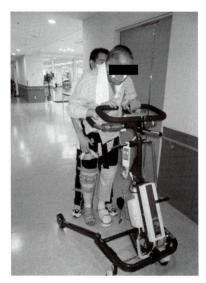

図3 くも膜下出血と水頭症による四肢麻痺を呈した患者の歩行訓練

表2 図3患者の初期の免荷式リフトPOPO使用・非使用の立位訓練の違い

	POPO使用	POPO非使用
PTの人数	2人	3人
立位合計時間	12〜20分/日	3分/日
介助部位 PTをそれぞれ A・B・C POPOをPとする	体重支持：P（＋長下肢装具※） 転倒防止：P 体幹・頸部のアライメント調整：A 下肢のアライメント調整：B バイタルサインの確認：B ルート類の管理：B 姿勢観察：B （訓練内容によっては使用せず）	体重支持：A＋両長下肢装具 転倒防止：A・B 体幹・頸部のアライメント調整：A・B 下肢のアライメント調整：B バイタルサインの確認：C ルート類の管理：C 姿勢観察：C
起立の介助	気管支切開部を圧迫しないようにAが頸部を保持しながらBがPOPOを操作し起立する（頸部装具があればAのみでPOPOを操作し起立は可能）.	気管支切開部を圧迫しないようAが頸部を保持しながらBが主体で起立させ，Cがルート類の管理を行いながら両長下肢装具の膝継手をロックする（立位後はAが背面から体幹・頸部を支持）.
訓練内容	水平・垂直方向の運動が可能 下肢装具を外してのアプローチが可能 頭頸部・肩甲帯・股・膝・足関節などへのアプローチが可能	水平運動が可能 下肢装具は外せない 頭頸部・股関節へアプローチが可能
転倒リスク	少ない	大きい
セラピストへの精神・身体的負担	少ない	大きい

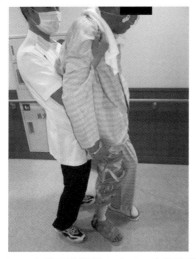

図4　右長下肢装具のみでの立位姿勢

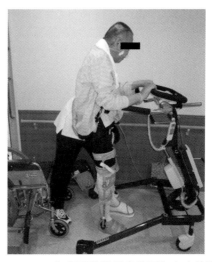

図5　POPOと長下肢装具を使用した立位姿勢

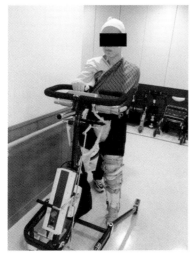

図6　心原性脳塞栓症により左片麻痺を呈した患者の歩行訓練

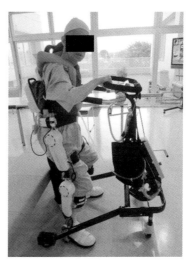

図7　ロボットスーツHAL®を併用しての立位・歩行訓練

の活動を促し，自律的で協調的な歩行を再び取り戻すための効果的な方略であることを報告している．

2．歩行器タイプ

　歩行器タイプの利点は，トレッドミルタイプに比べ小型なものが多いため，ベッドサイドでも利用可能なものが多く，早期立位訓練が行える点である．病棟での使用が可能なことで，看護師などのほかの医療スタッフも訓練状態を把握しやすく，状態変化に応じやすい．トレッドミルタイプに比べ先行研究は少ないが，準備が比較的に容易に短時間で行えるため，トレッドミルタイプより重症者に対応しやすい．徳田ら[4]は脳卒中急性期患者に対し，免荷式リフトを用いた早期立位訓練を2週間実施したところ，介入前後でNational Institute of Health Stroke Scale（NIHSS），Stroke Impairment Assessment Set（SIAS），Trunk Control Test（TCT），Functional Independence

表3 図6患者の免荷式リフトPOPO使用・非使用の歩行練習の違い

	POPO使用	POPO非使用
PTの人数	2人	2人
連続歩行距離 （1日の歩行距離）	20〜30 m （60〜90 m/日）	5〜10 m （15〜30 m/日）
介助部位 PTをそれぞれ A・B・C POPOをPとする	体重支持：P（＋長下肢装具） 転倒防止：P 麻痺側下肢の振出し介助：A バイタルサインの確認：B 姿勢・動作観察：B POPOの管理：B	体重支持：A＋長下肢装具 転倒防止：A・B 麻痺側下肢の振出介助：A バイタルサインの確認：B 姿勢・動作観察：B
HALとの併用	可能	HALのみでは転倒リスク高く使用できず．
転倒リスク	少ない	大きい （麻痺側への押し返し，非麻痺側下肢の膝折れ，高次脳機能障害による予測不能な動きなどに対応しなければならない）
セラピストへの精神・身体的負担	少ない	大きい

Measure（FIM）において有意な改善を認めたことを報告している．

歩行訓練においては，患者もしくはセラピストが歩行速度を調整できるため，恐怖心は少ないが，点滴棒や酸素ボンベなどが歩行器にのせられないため，歩行器と共にそれらの付属物も一緒に移動させなければならないのが難点であり改良が期待される．トレッドミルタイプと同様に，ロボットとの併用が可能なものも開発されている．

免荷式リフト利用の実践例

当院では，歩行器タイプである免荷式リフトPOPO（株式会社モリトー）を使用している．立位訓練の開始時期は，症例にもよるが，基本的には端座位訓練でバイタルサインが安定しており，JCS Ⅱ桁以上で立位訓練が可能と判断した場合に開始している．

図3の患者は，脳底動脈解離によるくも膜下出血（Fisher分類Ⅲ）と水頭症により四肢麻痺を呈した症例（Brunnstrom stage：Brs四肢Ⅰ〜Ⅱ，JCS Ⅱ-20）である．初期は定頸しておらず，気管切開チューブや中心静脈カテーテル，膀胱留置カテーテルなどが挿入されており，立位訓練時にはバイタルサイン測定のためのモニター心電図などを併用した状態で行った．POPOなしでの立位訓練時には，両下肢に長下肢装具を装着した状態でも3人の介助が必要であり，立位訓練は1分×3回程度が限界であった．POPO使用時も長下肢装具は用いたものの，2人介助にて3〜5分の立位訓練が4回程度可能となった．具体的には，主介助者は患者の後方または側面から主に体幹や頸部のアライメントを修正した．副介助者は前方や側面から意識レベル・バイタルサインを確認し，四肢のアライメント調整やルート類の管理を行い，アライメントの観察から主介助者にも助言を行った．また，立位保持訓練だけでなく，立位下で重心移動訓練や，膝関節を軽度屈曲させ，副介助者が股関節や膝関節の伸展筋群をタッピングで促通しながらスクワット運動を行った．セラピストによるアライメント修正が容易となったため，患者もセラピストもPOPOを使用した場合のほうが疲労は少なかった（**表2**）．

座位訓練や立位訓練により頸部が安定した頃，歩行訓練も開始した．立位・歩行訓練を進めるうちに，意識レベルもJCS I-3と改善した．また徐々に頸部・体幹・四肢の随意性も向上し，気管切開カニューレも離脱することができ，会話も可能となった（言語聴覚訓練も併用）．**図3**を撮影した時期にはPOPOと右下肢の長下肢装具を装着し1人介助にて歩行が可能となっている．上肢も以前はPOPOのアームをつかむことはできなかったが把持が可能となった．**図3**と同時期に撮影した右長下肢装具のみでの立位姿勢を**図4**に，POPOと長下肢装具を使用した立位姿勢を**図5**に示す．当院を退院する頃には，POPOは併用していたものの右短下肢装具での歩行訓練が80m程度1人介助で可能となった．

図6の患者は，心原性脳塞栓症により左片麻痺を呈した症例である．左上下肢の麻痺は重度でBrs Iであった．全身状態が落ち着いてから立位訓練が開始となったが，心電図モニターや点滴，酸素などへの配慮が必要で，特に外減圧中であるため骨欠損部への配慮が必要であった．POPOなしでも立位訓練は重度介助にて可能であったが，非麻痺側下肢による押し返しや非麻痺側上肢で手すりを突然離してしまうなどの問題がみられた．また，非麻痺側下肢に著明な麻痺は認めなかったが，歩行時には膝折れを起こしてしまうことがあった．そのためリスク管理や姿勢修正を目的にPOPOの利用を開始した．POPOと長下肢装具を併用し立位・歩行訓練を行っていったところ，押し返しも減少し移乗などの介助量も軽減した（**表3**）．POPOはロボットスーツHAL®（Hybrid Assistive Limb®, CYBERDYNE株式会社）との併用が可能であり，起立モードや歩行モードを使用し，麻痺側下肢をロボットでアシストしながら立位・歩行訓練をすることができる（**図7**）．

免荷式リフトは種類によって鼠径部への圧迫が強いものもあるが，当院で使用しているPOPOは鼠径部への圧迫は少なく，大腿部での免荷を主体としているため，中心静脈カテーテルの患者にも注意をはらい使用している．

🔓 Conclusion

脳卒中急性期における免荷式リフトの活用は，患者・セラピスト両者において身体的・精神的負担が少なく，安全性，活用性の高い装置である．立位・歩行訓練時に下肢装具を使用するなど装具療法が一般的である現在，装具療法と併用し免荷式リフトも導入することで，さらに重症者に対しての訓練量や質を向上させ，安全にリハビリテーションを提供することが可能と考える．また，歩容や歩行速度の改善を効率的かつ安全に行うためにも有用である．

文献

1) 日本脳卒中学会脳卒中ガイドライン委員会（編）：脳卒中治療ガイドライン2015．協和企画，2015, pp277-278, 288-291
2) 岡田　誠，他：トレッドミル歩行と平地歩行における床反力の比較．理学療法学 **29**：209-217, 2002
3) 河島則天：歩行運動における脊髄神経回路の役割．国立障害者リハビリテーションセンター研究紀要 **30**：9-14, 2009
4) 徳田和宏，他：免荷式リフトPOPO LIV-100を用いた脳卒中急性期リハビリの検討．理学療法学Supplement **42**（Suppl 2）：1302, 2015

● 脳卒中理学療法士に期待すること

3 作業療法士の立場から

長谷川敬一[*1]

　急性期における理学療法の重要性と具体的介入方法は，本書に詳細に記されている．徹底したリスク管理下で早期離床を進め，下肢装具等を活用しての早期歩行などが推奨されている．電気刺激や免荷式リフトなどの利用なども紹介されている．このように脳卒中急性期の理学療法は一定のルーティンな実践方法として確立されていると思われる．

　一方，作業療法の分野では「活動」と「参加」に焦点をあてた生活行為向上マネジメント（MTDLP：Management Tool for Daily Life Performance）を開発し，介護保険分野だけでなく急性期や回復期の医療の現場でも活用できるように心がけている．急性期において活動や参加にまで関わることは，病状から考えて難しいのではないかと疑問を抱く人も多いだろう．しかし日本作業療法士協会が平成23年度に行った厚生労働省の老人保健健康増進等事業研究では，全国の7つの急性期病院において発症後約1週間の患者を対象にMTDLPを実践することが十分可能であるという結果を得た．それ以降，急性期でのMTDLPの実践例が数多く報告されている．

　一般的に急性期というと意識障害や運動障害等が重度であると思われがちだが，実際には軽度の障害の方が約半数以上を占めているのが現状である．これは急性期病院から退院する患者の半数以上が回復期リハビリテーション病院を経由せず，直接家に帰るという結果からも窺い知れる．つまり，脳卒中患者の多くが軽度の障害であり急性期から直接家へ帰っているのである．実際に急性期の臨床にいる人ならばご理解いただけるだろう．

　では，障害が軽度であればリハビリテーションは必要ないのではないかといえばそうではない．多くの患者は「元の生活に戻れるのか」「家事はできるのか」「職場に復帰できるか」と退院後の生活に不安を抱えている．自力で努力し元の生活に戻っていく患者も多いが，買い物などの外出を控えたり，家事は息子夫婦に任せきりになったりと，その人にとっての意味のある作業や家や社会での役割などが奪われている場合が非常に多いように感じる．逆に「元通りの身体に治るまでがんばる」と訓練漬けの人生を送るような人がいるのも事実である．

　奇しくも，平成27年3月の「高齢者の地域における新たなリハビリテーションの在り方検討会報告書」では，「生きがいや役割をもって生活できる地域の実現を目指すためには，生活機能の低下した高齢者に対して，リハビリテーションの理念を踏まえて，『心身機能』『活動』『参加』のそれぞれの要素にバランスよく働きかけることが重要」と述べられている．

　理学療法士の皆さんにあっては，たとえ急性期で機能訓練に偏りがちな介入になることは否めないにしても，いつも「活動」と「参加」を見据えた視点をもち，われわれ作業療法士だけなく，さまざまな職種の人とも連携して真のチーム医療が提供できることをぜひとも期待したい．活動と参加に視点をおいた介入には，基本的な身体機能面への介入が不可欠なので，それぞれの職種の特性を理解し，心身機能，活動，参加をバランスよく提供できる連携がとれるかどうかは理学療法士の皆さんの幅広い視点にかかっている．

[*1]Keiichi Hasegawa/竹田綜合病院

第4章

認定理学療法士・専門理学療法士の思考過程

　脳卒中理学療法のエキスパートは日々どのように考え，課題を克服し，理学療法を行っているのだろうか．エキスパートといえども目の前の患者に対し全く悩まない理学療法士は存在しない．本章では急性期における難渋例を通して，脳卒中認定理学療法士・専門理学療法士たちが自問自答しどのように根拠を持って判断しているか，その思考過程を覗いてみたい．

1 急性期における成功例—tPA 使用

門馬 博*1

🔒 Key Questions

1. tPA 静注療法後の理学療法はどのように進めるべきか
2. tPA 静注療法後において，理学療法士には何が求められているか
3. tPA 静注療法後のリハビリテーションにおける"成功の鍵"とは何か

臨床判断

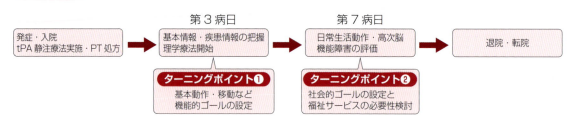

はじめに

組織型プラスミノーゲンアクティベーター（Tissue-Plasminogen Activator：以下，tPA）は1995年の臨床試験を経て，翌1996年にアメリカにおいて脳卒中急性期の血栓溶解剤として認可を受けた薬剤である．時を同じくして，1996年にNudoら[1]により，脳梗塞後にリハビリテーションを行うことによって脳に可塑的な変化が生じることが報告された．新薬の登場と急性期リハビリテーションのエビデンス到来は，脳梗塞の診療体制に大きな変革をもたらし，American Heart Association による Brain attack campaign，および Time Lost is Brain Lost といったスローガンに代表されるように，より早く，より的確な治療が求められることとなった．

アメリカに遅れること約10年，わが国においても2005年のtPA静注療法の承認，2006年の脳卒中ケアユニット入院医療管理料の新設を経て，脳卒中急性期診療体制は一変することとなった．tPAの登場により，われわれは脳梗塞の患者を救う大きなチャンスを得たが，それは同時に迅速に診断・治療へ対応しなければならないという大きな責任を背負ったことも意味している．本稿では『tPA静注療法後における理学療法の"成功"とは何か？』という命題について，筆者の経験を通じながら読者の皆様の考えるきっかけにしていただきたいと考えている．

---

*1 Hiroshi Momma/杏林大学保健学部

tPA静注療法後の理学療法に求められるものとは？

これまでに多くの研究成果が示すとおり，tPAは脳梗塞急性期治療において大きな治療効果をもたらす薬剤であり，わが国における『脳卒中治療ガイドライン2015』[2]においてもtPA静注療法は脳梗塞急性期の治療における第一選択肢として位置づけられている．しかしその一方で，tPA静注療法により良好な転帰（modified Ranking Scale：mRSにて0および1）をたどる例は投与例のうち33%とされており[3]，tPA静注療法後に顕著な機能改善が認められない症例もしばしば経験する．すなわちtPA静注療法後の状況としては，①治療により機能障害が著明に改善した症例，②治療後も日常生活の自立までには至らない症例といった2つの状況が考えられる．これらの状況の中で理学療法士はどのように関わるべきであろうか．

②治療後も日常生活の自立までには至らない症例については，ほかの脳卒中患者と同様にリスク管理下において可能な限り積極的な理学療法を進めるということになろう．すなわち代表的な合併症である脳出血，およびそれに影響しうる血圧の変化などについて十分に注意を払いながら「速やかに離床を図り，生活復帰に向けての理学療法を滞りなく展開する」ことが重要である．

では，①治療により機能障害が著明に改善した症例に対しての理学療法士の役割とはどのようなものであろうか．一般にtPA静注療法はNIHSS（National Institute of Health Stroke Scale）や転帰をより改善させるといわれている[4,5]．しかし筆者は，これまでに麻痺は著明に改善したものの，高次脳機能障害が残存し在宅復帰に難渋した症例を多く経験している[5]．職種による専門性を考えた場合，医師，看護師は通常入院中の患者についてベッド上でみることが多いが，理学療法士や作業療法士は実際の動作をみる機会が多い．四肢の運動麻痺はベッド上でも評価ができるが，理学療法士や作業療法士の評価において，動作性高次脳機能障害のようにベッド上ではみられなかった問題点が浮かび上がることがしばしばある．屋内レベルの日常生活動作（ADL）については概ね問題がなくても，高次脳機能障害により退院後に外出できない，復職できないということがあれば，患者本人，ならびに患者を支える家族にとって退院後に大きな問題が出現することとなる．筆者の施設ではこれらの経験から①のような症例についても実際に病棟での生活状況に目を向け，社会復帰に向けて問題がないかどうかについて，病棟の理学療法士・作業療法士の観察・評価を看護師と情報共有することを意識している．

したがって，tPA静注療法後の理学療法において求められるものは「速やかに離床を図り，生活復帰に向けての理学療法を滞りなく展開すること」，そして「麻痺だけでなく，患者の実生活の評価を通じて，退院後生活のスクリーニングを行うこと」ではないかと考える．

以下，これらを考慮してリハビリテーションを展開した2症例を紹介する．

症例1：tPAによって大きな改善が認められた96歳男性

基本情報：96歳，男性
既往歴：高血圧，心房細動
診断名：脳梗塞（心原性塞栓症），右片麻痺，失語症
現病歴：入院前ADLは屋内自立．外出時の移動には車いす（介助）を利用していた．起床後，トイレに向かった後に倒れているところを家族が発見し，ただちに救急搬送された．来院時には意識障害（JCS10），重度の右

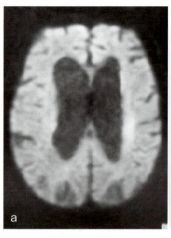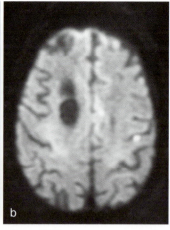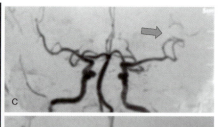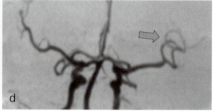

図1 症例1のMRI（DWI）とMRA
a, b：左半球にHIAが散見され, 塞栓症が疑われる.
c：tPA静注療法前のMRA. 左中大脳動脈遠位に血流の途絶が疑われる.
d：tPA静注療法後のMRA. cで認められた血流途絶の改善が示唆される.

片麻痺, 失語症を認め, NIHSSは23点. MRI（DWI：Diffusion Weighted Image：拡散強調画像）にて左放線冠から皮質にかけて複数のHIA（High Intensity Area：高信号域）を認め, MRAにおいても左中大脳動脈遠位にて血流の途絶が疑われた. 発症後2時間30分にてtPA静注療法を開始. その後速やかに意識レベルが回復, 右上下肢の麻痺も改善し, NIHSSは6点. 離握手, 右下肢挙上が可能となった（**図1**）.

症例1における臨床思考過程

tPA静注療法後の理学療法介入にあたっては, CTまたはMRIにて出血の所見がなく, 看護記録上でバイタルサインの変動がないことを確認することがリスク管理の第一歩である. 筆者らの施設では投与後24時間経過した時点から離床を行うこととしているため, 投与後24時間以内であれば意識レベル, バイタルサイン, 筋緊張, 麻痺の程度などをベッド上で評価し, 四肢のモビライゼーションを行う. この時点では座位は行わないが, 初回にしっかりと情報収集を行い, 離床のイメージを作っておくことが次回以降の座位, 立位, 歩行練習を安全に, かつ速やかに行うポイントであると考える. 特に近年はアテローム硬化に起因する脳梗塞が増えているため, 虚血性心疾患（狭心症や心筋梗塞）, 不整脈などの既往, 合併症があることが多く, 心エコーや心電図, 血液検査などの情報も把握しておくことで, 血圧, 心拍数の変動を含めたより具体的な離床のイメージを作ることが可能となる.

本症例においても理学療法ではtPA静注療法後のプロトコルに則して投与後24時間以降に離床を進め, 歩行練習を中心として理学療法を行った. しかし本症例の特徴として, ①96歳と高齢であることから, 廃用症候群による筋力低下のみならず, せん妄, および認知症進行のリスクが高いこと, ②入院前移動能力が屋内自立, 屋外介助レベルであり, 移動能力が今後のADL介助量に大きな影響を及ぼすことが挙げられ, 理学療法場面だけでなく, 作業療法士, 言語聴覚士, 看護師とともにADL全般をマネジメントする必要があると考えられた（**図2**）. そのため, 理学療法士から看護師へ速やかに移乗, 歩行介助につ

図2　症例1における臨床思考過程

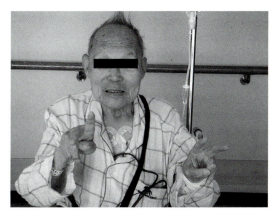

図3　第6病日の様子

いて情報提供を図り，作業療法士は症例の趣味・嗜好を考慮した作業を提供し，言語聴覚士は嚥下の評価を通じて的確で迅速な食形態の見直しを図った．その結果，第6病日にはセルフケア・ADL全般が見守りで可能となった（図3）．

本症例は同居家族も高齢であることもあり，介護保険サービスの調整を経て，1カ月の入院の後に退院となった．tPA静注療法後のリハビリテーションという側面に加え，患者の特性を反映したADLマネジメントを行うことによって自宅へとつなげることができたと考える．

症例2：tPAによって麻痺は改善したが高次脳機能障害により慎重に在宅復帰を図った症例

基本情報：77歳，男性
既往歴：脳梗塞
診断名：脳梗塞（心原性塞栓症），左片麻痺，半側空間無視

現病歴：既往に脳梗塞があるが，入院前ADLは完全自立．早朝にトイレに起きた直後にうめき声をあげて倒れるところを妻が発見．ただちに救急搬送となった．来院時には意識障害（JCS10），重度の左片麻痺が認められ，NIHSSは36点．発症後2時間56分でtPA静注療法開始となった．同日より理学療法を四肢モビライゼーションより開始．翌日より座位，立位を経て歩行練習を開始し，軽度介助レベル（FIM4）での歩行が可能となった．動作時に左半側空間無視が示唆されたが，病棟ADLを看護師による介助歩行レベルとし，歩行時の介助の位置など注意点について情報共有を図った．第5病日には動作としての歩行は安定したが，左空間の注意力低下，他人の病室に躊躇なく入ってしまう，自室でズボンを下ろしてからトイレに行ってしまうといったように，認知機能に関連した多くの問題が出現した（図4）．

症例2における臨床思考過程

本症例はtPAにより麻痺の顕著な改善が認められ，動作としての歩行を早期に獲得することができた．一方で，日常生活において認知機能に起因する多くの問題がみられた．そのため，直接自宅退院とするか，回復期病院への転院とするかの意思決定に難渋した症例である．

安全面を考慮して回復期病院へ転院するか，度重なる環境の変化をもたらす転院より

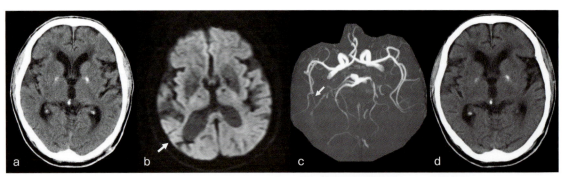

図4 症例2の頭部CT，MRI，MRA
a：出血を疑うHDA（High Density Area：高吸収域），虚血を疑うLDA（Low Density Area：低吸収域）は共に認められなかった．症状から明らかに脳梗塞が疑われたため，tPA静注療法が行われた．
b：tPA静注療法後撮影されたMRI（DWI）では，頭頂葉にわずかながらHIAが認められた．
c：tPA静注療法後撮影されたMRAでは，右中大脳動脈の末梢に血流の途絶が疑われた．
d：tPA静注療法2週間後のCTにてLDAは認められなかった．

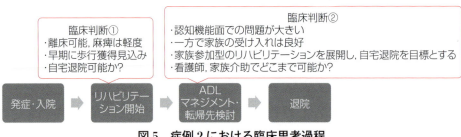

図5 症例2における臨床思考過程

も，むしろ自宅での生活を通じて認知機能の改善が図れるのではないかという2つの考えに揺れるなか，これに決着をつけたのは同居する家族の「何とか自宅に連れて帰りたい」という強い意思表示であった．医療者，患者，家族が共同でその後の道筋を決定するShared Decision Makingというプロセスを経てその後の目標を定めたため，歩行の安定した第5病日より，日常生活に関しては家族が積極的に関与する体制を取ることができ，理学療法場面においても家族からの情報をもとに，自宅での具体的な場面を想定した動作練習を家族とともに行うことができた（図5）．

最終的にNIHSSは3点へ改善し，歩行，階段昇降も可能となった．認知機能面の問題からADLの完全自立には至らなかったものの，家族の理解のもと，2度の外泊により問題点を具体的に把握するなどの通過点を経て第26病日に退院となった．理学療法士にとって患者の歩行獲得は一つの大きな目標であるが，歩行獲得後も生活場面をより具体的に想定した評価が重要であり，医療スタッフだけでなく家族も含めた治療を展開することで，医療スタッフ，患者，家族のそれぞれにとって最良の経過をたどることができた症例であった．

tPA静注療法後リハビリテーションにおける"成功の鍵"とは？

tPA静注療法後の理学療法において求められるものとして「速やかに離床を図り，生活復帰に向けての理学療法を滞りなく展開する

こと」,「麻痺だけでなく,患者の実生活の評価を通じて,退院後生活のスクリーニングを行うこと」の2点を挙げた.しかし最も重要であり,前述の2症例にも共通しているtPA静注療法後リハビリテーションにおける"成功の鍵"は「有機的なチーム医療の展開」である.筆者の施設では看護師,理学療法士,作業療法士,言語聴覚士,ソーシャルワーカーなどによるADLカンファレンスを1時間程度の時間をかけて行っている.1時間という時間は現行の医療保険制度において疾患別リハビリテーション料の3単位に相当する時間といえるが,理学療法士,作業療法士,言語聴覚士が直接的に患者へ治療を提供する時間だけでなく,チームとして情報を共有することが急性期脳卒中診療において非常に重要であると考えてのことである.理学療法士として離床から移動能力の獲得を図ることはもちろんであるが,チームの一員として患者のADLマネジメントに関わり,チームとして情報,そして目標を共有することが非常に重要であると考える.

Conclusion

tPA静注療法後においては特有のリスクの把握,ならびにエビデンスに基づく予後予測が重要なことはいうまでもない.患者への関わりとしては理学療法士の専門領域であるリスク管理の知識に基づいた離床,基本的動作能力の獲得はもちろんのこと,チームとして患者のADLマネジメントに理学療法士として関わり,有機的なチーム医療を展開することが非常に重要であると考える.また,急性期病院における理学療法士は,後方に回復期病床が存在することによって「帰さなければならない」という焦りを感じずに臨床にあたっているかもしれない.自戒を込めてであるが,家に帰ることができる患者を容易に転院させてはいないだろうか.tPA静注療法がスタンダードな治療となりつつあるなかで,リスク管理の知識はもちろん,退院後の社会資源に関する知識も急性期理学療法士にとって必須であり,患者を万全の体制で自宅,そして地域につなげることができて,初めて"成功例"といえると筆者は考えている.

文献

1) Nudo RJ, Milliken GW：Reorganization of movement representations in primary motor cortex following focal ischemic infarcts in adult squirrel monkeys. *J Neurophysiol* 75：2144-2149, 1996
2) 日本脳卒中学会脳卒中ガイドライン委員会（編）：脳卒中治療ガイドライン2015. 協和企画, 2015
3) 中川原譲二,他：一般臨床における0.6 mg/kgアルテプラーゼ静注血栓溶解療法の市販後調査研究（J-MARS）の概要. 脳卒中 32：697-703, 2010
4) National Institute of Neurological Disorders and Stroke rt-PA Stroke Study Group：Tissue plasminogen activator for acute ischemic stroke. *N Engl J Med* 333：1581-1587, 1995
5) Toyoda K, et al：Routine use of intravenous low-dose recombinant tissue plasminogen activator in Japanese patients：general outcomes and prognostic factors from the SAMURAI register. *Stroke* 40：3591-3595, 2009
6) 石田幸平,他：アルテプラーゼ（t-PA）静注療法後の高次脳機能障害とリハビリテーション介入. 脳卒中 30：291, 2008

2 急性期における難渋例①　—多発性脳梗塞

手塚純一[*1]

🔒 Key Questions

1. 認定理学療法士・専門理学療法士の思考過程を解説
2. ターニングポイントにおける選択肢と判断基準は
3. 症例を振り返って今思うことは…

臨床判断

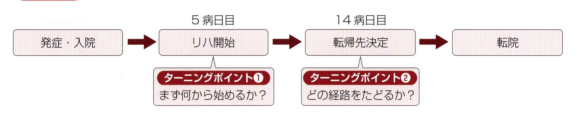

はじめに

脳卒中急性期に携わる理学療法士には，①適切な評価，②リスク管理，③合併症予防，④病棟生活調整，⑤予後予測，⑥機能練習，⑦転帰先選定が必要である．

これらを病態変化に遅れることなく先を見越して行う能力が必要である．多発性脳梗塞により重度両片麻痺を呈した若年の症例を通してその思考過程をみてみたい．

症例紹介

①症例：26歳，女性
②既往歴：なし
③診断名：多発性脳梗塞．（障害名：両片麻痺）
④現病歴：自宅にて意識障害を呈し当院に救急搬送された．明らかな四肢の麻痺は認めなかった．脳梗塞と診断され入院加療となるが，3病日目と5病日目に脳梗塞の再発を繰り返した．

画像評価（5病日目）

左視床・左中脳・左小脳・右橋に高信号域（HDA）を認めた（図1〜3）．

[*1] Junichi Tezuka／医療法人社団新東京石心会さいわい鶴見病院リハビリテーション科

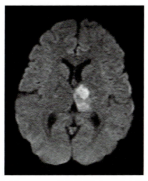

図1 頭部 MRI（拡散強調：視床レベル）

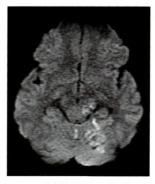

図2 頭部 MRI（拡散強調：中脳・小脳レベル）

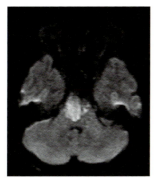

図3 頭部 MRI（拡散強調：橋・小脳レベル）

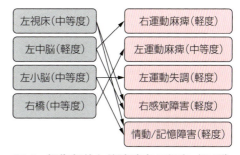

図4 損傷部位と後遺障害の程度（予測）

理学療法初期評価（6病日目）

①意識レベル：JCS Ⅰ-2

②コミュニケーション：簡単な指示の理解は可能であり，運動障害のため音声表出・書字は困難であったが，頷き・首振りでの Yes/No の表出は可能である．

③筋緊張：頸部・体幹・四肢のすべてにおいて低下している．

④随意運動：除重力位における頸部全方向の部分的運動および右肘より遠位の部分的運動のみ可能であり，定頸は得られず，腹筋群の活動は微弱で発声も不可能であった．唾液は口腔内に貯留していた．

⑤ブルンストロームステージ：右―上肢Ⅱ，手指Ⅴ，下肢Ⅱ，左―上肢Ⅰ，手指Ⅰ，下肢Ⅰ

⑥表在感覚：左―正常，右―減弱（精査困難）

⑦基本動作：すべて全介助が必要である．

⑧ADL：FIM―運動13点，認知7点，計20点

予後予測

脳卒中の予後予測には，①身体機能レベルを基準にしたもの，②ADL レベルを予測式にあてはめるものなど，さまざまな試みがされている．しかし，急性期では意識障害などの影響を避けるため脳画像評価によるものが妥当だとされている[1]．脳損傷の部位と程度によって**図4**のように予測した．

総合的に判断すると左半身は中等度運動麻痺と軽度運動失調であり，右半身は軽度運動麻痺と軽度感覚障害，認知機能は軽度情動・記憶障害であり，少なくとも左下肢装具と右T字杖を使用して屋外歩行の自立が可能であると判断した．

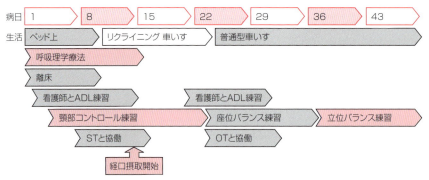

図5 理学療法プログラムの推移

理学療法プログラム

脳卒中急性期にはまず何から始めたらよいのか？

ターニングポイント❶
- 頸部コントロール練習？
- 寝返り練習？
- 呼吸理学療法？
- 看護師とADL練習？

一般的に急性期病院では理学療法士1人あたりの担当患者数が多く，限られた時間で何を優先して行うか迷うことも多い．筆者は「いま（の生活に）」必要なことと，「未来（の生活）」に必要なことを両立できるプログラムとなるよう心がけている．

身体機能面では，頸部のコントロールを獲得することが最優先と考えられた．それは唾液の処理や服薬，食事といった摂食や嚥下に必要なことであり，移動手段の車いすをリクライニング型から普通型に移行できるからである．

リスク管理および合併症予防面では，呼吸理学療法が必要と考えられた．脳卒中急性期の誤嚥率は21～42％，不顕性誤嚥は2～25％との報告がある[2]．本症例も口腔内の唾液貯留が顕著であり，経口摂取を避け栄養手段は経鼻経管とし，誤嚥性肺炎予防のために24時間の体位ドレナージと1日数回の排痰が必要と考えた．

ADL面では，病棟生活はすべて全介助であったが定頸が得られず，体位変換やリクライニング車いすへの移乗など特別な配慮が必要であった．また，一方で言語表出が困難ではあったが言語理解は可能であり，病棟におけるケアの際など不用意な発言を控えるよう関係職種に伝える必要があった．

以上の観点から，合併症予防と病棟でのADL確立を目的として呼吸理学療法とADL練習をまず開始した．病棟でのADLが確立した時点でそれと並行して頸部コントロール練習を開始した．頸部コントロールを獲得し唾液嚥下が可能となった時点で呼吸理学療法を終了し，身体機能練習へ移行した．身体機能練習へ移行後も，新たな動作を獲得した際に病棟生活へと汎化させるためADL練習を組み込み，ときには作業療法士や言語聴覚士，看護師と協働してさらなる練習に取り組んだ（図5）．

理学療法経過

頸部コントロール練習では，除重力位での回旋運動から練習を始め，筋出力が得られるようになったら抗重力位での支持練習に移行した．経口摂取開始前後では理学療法士がアライメントをつくり，言語聴覚士が嚥下練習を行うなどの協働を行った（図6）．

定頸が得られた時点で座位練習に移行し

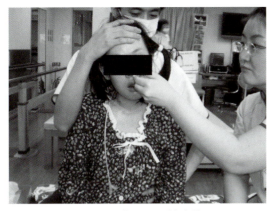

図6　14病日目：端座位
いまだ定頸は得られず座位保持も困難であった．図は言語聴覚士と協働して嚥下練習を行っている場面

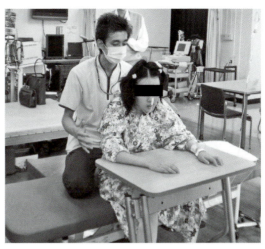

図7　30病日目：端座位

た．大腰筋の活動が得られやすいよう高めの座面で，上半身の重みが軽減されるよう両上肢をテーブルにつき，損傷されていない後頭葉にある視覚認知を活用できるように鏡前で行った．

頸部と肩甲帯の安定性と耐久性が得られた時点でリクライニング車いすから普通型車いすへ移行した．数日にかけて看護師と協働して移乗や車いす上でのポジショニングが周知されるよう練習を行った（**図7**）．

定頸は得られたが，骨盤のコントロールと脊柱の抗重力伸展はいまだ難しかった．栄養に関しては経口摂取と経鼻胃管を併用した．会話は呼吸が続かないため途切れ途切れながらも可能であった．

座面の高さは徐々に高い位置から低くしていき，股関節のコントロールを習得していった．

家族には毎週のようにリハビリテーション（以下，リハ）場面を見学してもらい，できるようになったこと，これからできるようになることを具体的に説明し，未来予想図を描いてもらえるように工夫した（**図8**）．

短時間の端座位が可能となり，立位練習を開始したところで回復期リハ病院へと転院と

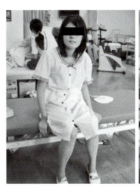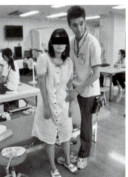

図8　52病日目：端座位，立位

なった．

転帰先選定

どの経路をたどって社会復帰へつなげるか？

> **ターニングポイント❷**
> ・直接在宅？
> ・近隣の回復期リハ病院？
> ・遠方の回復期リハ病院？
> ・療養型病床？

どの経路をたどって社会復帰へつなげるかを選定することは急性期の重要な役割でもある．急性期では在院日数短縮に伴い，転帰先決定を発症数日から1週間以内に行う場合が

多い．本症例でも発症1週，つまり**図6**のように定頸未獲得でリクライニング車いすを利用している時期に転帰先を決定する必要があった．

予後予測で述べたとおりに補装具を使用しながら屋外歩行自立となるまでの回復が見込めたため，療養型病床の選択肢はまず除外した．また，初期の重症度から考えて回復までは相応の期間が必要と考え，直接在宅復帰は困難と考えられた．回復に必要な期間やこれから未来ある若者であることから考えて，脳血管疾患等リハ算定期限の180日間最大限に使えるしかも質の高いリハを受けることできる，遠方であっても信頼できる回復期リハ病院が望ましいと考えた．その旨をご本人とご家族に提示して選択をしていただいた．

その後の経過

53病日目に回復期リハ病院に転院した．その後，算定期限の180日まで回復期リハ病院でリハを行い，屋外T字杖見守り状態となって自宅へ退院した．退院後は復職に向け当院で高次脳機能障害に対する外来リハを行った．そののちに障害者支援施設へと移り，独歩で公共交通機関を利用できるまでに回復し，そして復職を果たした．

症例を振り返って

今考えれば最高のゴールに達成できた症例といえるが，当時は今何をすべきか，本当にこれでよいのか，悩み続けた症例であった．

われわれ理学療法士はたくさんの症例の人生に向き合っているが，その際に安易に「できる（ようになる）」と言ってはならず，そこには確証が必要である．逆に重症例だからといって「でき（るようになら）ない」と言ってはならないと筆者は考えている．

理学療法は医学であり，これからも目の前の症例に全力で悩み続けたいと考えている．

Conclusion

脳卒中急性期には理学所見と脳画像を総合的に判断することで，障害の程度と回復に要する期間を予測し適切な理学療法プログラムを展開することができる．

発症早期の理学療法プログラムでは，最大限のゴールに到達すべく合併症予防と病棟ADLの確立および機能訓練の時間を配分する必要がある．

急性期の理学療法士はリハビリに関する船頭の役割も担っている．どのような経路でリハビリを受けて社会復帰へつなげるか，判断するには転帰先の情報と適切な予後予測を行う能力が必要とされる．

文 献

1) 原　寛美：急性期病院における脳卒中リハビリテーション―オーバービュー．臨床リハ　**23**：416-423，2014
2) 菅　俊光：呼吸器疾患を有する脳卒中のリハビリテーション．臨床リハ　**23**：131-137，2014

3 急性期における難渋例②
—呼吸循環動態不安定

山下康次[*1]

🔒 Key Questions

1. 認定理学療法士・専門理学療法士の思考過程を解説
2. ターニングポイントにおける選択肢と判断基準は
3. 症例を振り返って今思うことは…

臨床判断

受傷・入院 → 緊急外減圧実施（第3病日目）→ 胸椎後方固定術後（第15病日目）→ 転院

ターニングポイント❶
- 理学療法の必要性は，
  ・安静に伴う2次的合併症の予防
- 理学療法を行うには，
  ・安静度確認の徹底
  ・意識状態・循環および呼吸状態のモニタリングを徹底する
  ・麻痺の確認
  ・リスクとベネフィットを考える

ターニングポイント❷
- 硬性コルセットが完成し多職種にて離床について検討する
- 過度の安静は，多くの合併症を発症する恐れがある
- 一方，離床に伴うリスクや予測される有害事象を検討し行う
- 原疾患のみの評価ではなく，併存合併症にともなうリスクも検討する

はじめに

　脳卒中急性期は，急速な意識障害の発生と運動麻痺を伴い，重症度が高いほどベッド上での安静臥床が余儀なくされることが多い．近年，リハビリテーション（以下，リハ）は早期より開始され，その効果が期待されている．しかし，急性期病院でのリハ実施期間は限られており，病態の変化に迅速に対応し合併症予防に努め，回復期リハ病院との円滑な連携を目指すことが求められている．本稿では，急性期における難渋例，特に集中管理中における呼吸・循環を考慮した脳挫傷例をもとに解説する．

[*1] Koji Yamashita／市立函館病院

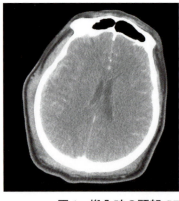
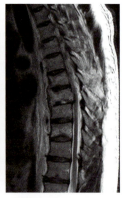

図1 搬入時の頭部CT，胸椎MRI
搬入時の頭部CTでは，硬膜下血腫を疑う所見，くも膜下出血を認めた．また，両側前頭葉底部や左側頭葉の前方部に脳挫傷を疑わせる所見も認めた．側脳室は右でやや狭小化しており，正中構造は極軽度左に偏位している．搬入時の胸椎MRIでは，第3-9胸椎の圧迫骨折と，第7胸椎の破裂骨折（椎体下部が一部脊髄へ突出）を認めた．

症例紹介

【基本情報】
40歳代，男性

【現病歴】
2mの高さの作業現場より座位で仕事中に，右側より地面に転落（転落時のことは覚えていない）．受傷時ヘルメット装着なし．同僚の車にて前医受診しCTで精査したところ，背部痛，右目の視力低下，左下肢しびれなどを認めドクターヘリにて当院救急搬送となった．前医到着時は，意識清明，収縮期血圧135mmHg/拡張期血圧89mmHg，心拍数100回/分，FAST*陰性であった．

*FAST：Focused Assessment with Sonography for Traumaとは，外傷の初期診療における迅速超音波試験のこと．日本救急医学会において，循環の異常を認める傷病者に対して，心嚢腔，腹腔および胸腔の体液貯留（出血）の有無の検索目的にて行うこととされている．心嚢腔，モリソン窩，右胸腔，脾周囲，左胸腔，ダグラス窩の順に液体貯留の有無を検索する．最初に異常がみられなくても，時間をおいて反復して施行することが重要．

【既往歴】
陳旧性心筋梗塞，脂質異常症，糖尿病，高血圧など．
内服：抗血小板薬服用中
喫煙：10本/日，飲酒歴なし

【家族歴】両親と3人暮らし
【入院前日常生活】自立
【身長・体重】175cm・103kg
【搬入時】JCS1，GCS14（E3V5M6），呼吸22回/分，SpO₂：97%（酸素4L/min，マスク10L/min），脈拍115回/分（整），収縮期血圧157mmHg/拡張期血圧116mmHg/体温36.8℃（腋窩温）

当院搬入後の精査にて，頭蓋骨骨折，硬膜下血腫，外傷性くも膜下出血，脳挫傷（両側前頭葉底部・左側頭葉），左背側無気肺，第6胸椎椎体骨折，第7胸椎破裂骨折，第6-7胸椎棘突起骨折を認め，MRIにて，右前頭葉・両側頭頂葉円蓋部，頭頂葉底部前方に脳挫傷，第3-9胸椎圧迫骨折（第7胸椎は破裂骨折，骨片は脊椎管内に軽度突出）を認めた（**図1**）．

整形外科の方針は，脊椎外傷は不安定型骨折であり固定術が必要であるが抗血小板薬内

表1 鎮静スコア Richmond Agitation-Sedation Scale（RASS）

スコア	用語	説明	
+4	好戦的な	明らかに好戦的な，暴力的な，スタッフに対する差し迫った危機	
+3	非常に興奮した	チューブ類またはカテーテル類を自己抜去：攻撃的な	
+2	興奮した	頻繁な非意図的な運動，人工呼吸器ファイティング	
+1	落ち着きのない	不安で絶えずそわそわしている，しかし動きは攻撃的でも活発でもない	
0	意識清明な 落ち着いている		
−1	傾眠状態	完全に清明ではないが，呼びかけに10秒以上の開眼およびアイコンタクトで応答する	呼びかけ刺激
−2	軽い鎮静状態	呼びかけに10秒未満のアイコンタクトで応答	
−3	中等度鎮静状態	呼びかけに動きまたは開眼で応答するがアイコンタクトなし	
−4	深い鎮静状態	呼びかけに無反応，しかし，身体刺激で動くまたは開眼	身体刺激
−5	昏睡	呼びかけにも身体刺激にも無反応	

RASSの評価法　ステップ1：30秒間患者観察（0〜+4）
　　　　　　　ステップ2：
　　　　　　　　1）大声で名前を呼ぶか，開眼するようにいう
　　　　　　　　2）10秒以上アイコンタクトができなければ繰り返す
　　　　　　　　3）動きがみられなければ，肩を揺するか，胸骨を摩擦する

（文献3）より改変引用）

服中にて緊急手術は不可能であり，薬物効果の低下とともに観血的骨接合術を検討するとのことであった．脳神経外科の方針は，グリセオール（Glyceol®）投与にて経過観察となる．初療終了後に救命救急病棟入床となる．

理学療法初期期間

【第1〜3病日】

救命救急病棟入床後より発熱を認め，体温管理目的にて低体温療法（平温管理）開始となる．神経集中治療の主な目的は，脳損傷患者における脳温管理を行い，血腫や脳浮腫などの占拠病変あるいは呼吸循環障害など，全身要素による脳血流代謝異常による二次性脳損傷を抑制し，患者転帰を改善することにある．以前は，頭部外傷に対する低体温療法は有効性が認められなかったが，Clifton ら[1]，Suehiro ら[2]による報告により，頭蓋内血腫を外科的に除去した患者に対する低体温療法の有効性が認められている．具体的な温度管理の目安は示されていないものの，厳重な体温管理よりも，平温管理を維持することが主流となっている．

また，搬入後より四肢体動が活発となり，血圧管理および脊椎安静などを考慮し，全身管理目的で Richmond Agitation-Sedation Scale（RASS）[3]（表1）−1〜1を目標にデクスメデトミジン塩酸塩（dexmedetomidine hydrochloride）にて鎮静管理を開始した．整形外科指示のもと，ベッド上での動静制限は，脊椎外傷のため up light 禁止，体位変換はログロール（棒状体位変換）であった．

救急科診察時には明らかな麻痺症状もなく第3病日に理学療法依頼となり，リハ専門医診察後の指示は，鎮静下での自動介助運動または他動運動にて四肢関節可動域練習（拘縮予防）および呼吸理学療法（呼吸器合併症予防）であった．しかし，理学療法介入前の看護師情報により，意識レベルの低下による舌根沈下を認め，気道閉塞を予防するため気管内挿管を施行し人工呼吸管理となり，表2[4)5)]に準じ理学療法介入のリスクを考慮し実施は控えることとした．その後，瞳孔不同が出現し，頭部 CT を撮像し，脳幹部の mid-line shit が増強し，切迫脳ヘルニアにて，緊急外減圧

表2 ICP上昇の「リスク因子」と「注意すべき因子」

ICP上昇のリスク因子[4]	ICP上昇の注意すべき因子[5]
1 Glasgow Coma Scale 8点以下の意識障害 2 CT所見上で正中偏位, 脳槽の消失 3 年齢40歳以上 4 収縮期血圧90 mmHg以下 5 除脳もしくは除皮質肢位	・体位および体位変換 ・気管内吸引 ・咳嗽 ・等尺性筋収縮, いきみ ・高二酸化炭素血症 ・低酸素血症 ・陽圧換気

初回のCTが正常であってもGCSが8点以下で, 3～5のうち2項目以上が満たされれば60%, 1項目以下であれば4%にICP亢進のリスクがある
ICP: 頭蓋内圧

(文献4, 5)より改変引用)

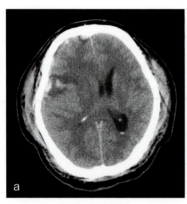 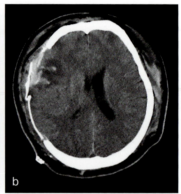

右外減圧術前　　　　　　右外減圧術後

図2 脳ヘルニア発症時

a: 第3病日頭部CT. 出血周囲の脳浮腫の増大と周囲への圧排を認める. 脳溝は全体に狭小化し, 側脳室も左右狭小化を認める. 正中構造も左へ偏位し帯状回ヘルニアの所見.
b: 側脳室の左右狭小化および正中構造の左方偏位は改善し帯状回ヘルニアも消失.

(右開頭血腫除去術) を施行した (図2). 術後はmid-line shiftは改善したものの, 整形外科による脊椎固定術は延期となった.

ターニングポイント❶
・今必要なことは何か？
・理学療法の介入は必要か？
・リスクとベネフィットを考える

人工呼吸管理期間

【第4～第14病日：人工呼吸管理期間】
・鎮静下による全身管理期間

初回理学療法介入時は, 低体温療法継続(～第11病日)中で挿管人工呼吸管理中(FiO_2: 0.45/Pressure Support Ventilation 6 cmH₂O/PEEP5), 心拍数76回/分(整), 収縮期血圧146 mmHg/拡張期血圧75 mmHg, 体温37.9℃, フェンタニル (Fentanyl®)(鎮痛),

表3　本症例の急性期における理学療法士が考えたリスクとベネフィット

リスク	ベネフィット
①安静に伴う呼吸器合併症や皮膚傷害および関節運動障害発生の恐れ ②体位変換に伴う脊椎外傷の悪化 ③関節運動などの刺激により覚醒を誘発する恐れ ④③による循環呼吸状態が悪化する恐れ ⑤③によるルート類の計画外抜去	①早期から患者の全身状態を把握でき変化に対応が可能 ②呼吸器合併症を予防できる可能性がある ③皮膚傷害の早期発見と予防できる可能性がある ④関節可動域制限を予防できる可能性がある

表4　リハビリテーション実施・中止基準

Ⅰ　リハ実施前に医師などに相談する方が良い場合	Ⅱ　リハを一時中止，症状が消失すれば再開可能
1）安静時脈拍数 100～110/分以上 2）拡張期血圧 120 mmHg 以上 3）収縮期血圧 200 mmHg 以上（脳出血初期 160 mmHg） 4）不安定狭心症（動作時，狭心痛をきたすもの） 5）心筋梗塞（2週間以内），明確なうっ血性心不全 　　心房細動以外の著し不整脈 6）安静時すでに動悸，息切れのある場合 7）発熱 37.5℃以上 8）安静時の低酸素血症（酸素飽和度 90％未満） 9）呼吸数 30/分以上	1）動悸，狭心痛の出現 2）脈拍数 140/分以上になったとき 3）めまい，吐き気，発汗異常の出現 4）著しい不整脈が1分間に10回以上出現 5）収縮期血圧が 200 mmHg 以上になった時 6）収縮期血圧 40 mmHg 以上増加 7）平均血圧 20 mmHg 低下 8）息切れ，呼吸困難，呼吸数 30/分以上 9）酸素飽和度 90％未満になったとき 10）自覚的運動強度（PRE）15 強

（文献6）より改変引用）

プロポフォール・デクスメデトミジン塩酸塩（鎮静）を使用し，覚醒度は RASS-5 であった．呼吸音は，自発呼吸ではあるが，両側背側呼吸音の消失を認め両側背側無気肺の存在が疑われた．

・本症例における深鎮静下挿管人工呼吸管理中の理学療法を行ううえでの問題点は，
　①脊椎外傷未治療に伴う有効な体位管理が行えないこと．
　②ログロール（棒状体位変換）を実施する際に，深鎮静のため脳損傷や脊髄外傷に伴う麻痺の出現を確認することが困難であること．
　③上記の問題が解決できても，右開頭に伴い右側臥位および前傾側臥位が困難なこと．
が挙げられた．

そのため，患者の「リスク」と「ベネフィット」を検討し（表3），理学療法介入により可能なレベルでの予防的介入を実施した．具体的には，仰臥位および左側臥位にて徒手的呼吸介助手技を選択し，加えて関節可動域練習を実施することとなった．実施する際には，表4[6]を参考に介入を行った．なお，医師の血圧指示は収縮期血圧 90～140 mmHg で 150 mmHg 以上は報告することとなっていた．

第7病日より，整形外科より up light 30°までの受動座位が許可された．そのため，循環動態や皮膚損傷に注意し，人工呼吸器関連肺炎予防目的にて受動座位を積極的に導入した．第13病日に，胸椎後方固定術（第4-10胸椎）を施行（図3a）し，整形外科の観点からはベッド上体位変換および座位の制限解除となった．整形外科指示にて，端座位・立位

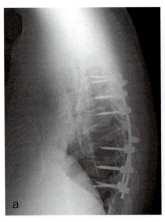
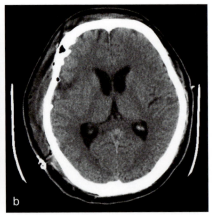

胸椎固定術後
第4-10胸椎固定術

頭蓋形成術後

図3 本症例の経過
a：第13病日．脊椎内固定術後〔本症例の体型（体重103kg）を考慮し硬性コルセット完成後に端座位・立位を開始〕
b：第79病日．頭蓋形成術後．

については硬性コルセットを作成し，完成後に開始予定となる．

・sedation vacation（鎮静の一時中断または減量）期

緊急外減圧術後3日目よりsedation vacation（Spontaneous Awaking Trial：SAT自発覚醒トライアル）を開始し，右上・下肢の従命を認めるようになったが，左上下肢弛緩性麻痺が出現し自動運動能は消失していた．理学療法では，sedation vacationを考慮し介入を行い，右上・下肢の自動運動と左上・下肢の他動運動，徒手的呼吸介助手技に加え，腹式呼吸練習を開始した．Sedation vacationの時間帯については，病棟看護師との連携にて確認し介入時間を報告し情報共有を行った．第14病日に，人工呼吸器を離脱し鎮静は解除となった．

Sedation vacationの期間は，一時的に鎮静を解除することにより，意識状態を評価することである．しかし，意識レベルを評価することは非常に重要ではあるが，同時に多くの情報にも目を向けなければならない．この手法を行う状況として，患者は挿管人工呼吸管理下にあるということを忘れてはならない．鎮痛が不十分な患者に対し，挿管が生体にもたらす影響は苦痛そのものであり，場合によっては計画外抜去の危険を招くこととなる．加えて，循環・呼吸の変化に伴い頭蓋内圧へも悪影響を及ぼし，これらの評価も併せて実施する必要がある（**表5**)[7]．

また，本症例は比較的長期間の挿管人工呼吸管理であったため，抜管後の気道管理にも注意を向ける必要がある．抜管直後は，声帯の浮腫により気道狭窄を生じる危険性を秘めており，聴診にて頸部呼吸音を評価する．狭窄音を認めた場合には，再挿管の危険があるばかりではなく，長引く呼吸苦にて循環への悪影響（血圧上昇や不整脈の出現など）や呼吸筋疲労（呼吸回数増加や高炭酸ガス血症など）を招く恐れがあり，結果的に脳へのダメージが避けられない．

抜管後の理学療法

本症例における抜管後の理学療法は，①陽圧換気の解除に伴う，呼吸回数の増加

表5 SATの進め方

SATを開始しない基準	SATの継続を中止する基準
1 持続する痙攣 2 アルコール離脱 3 神経筋遮断薬を使用 4 ICPのコントロールが必要 5 ICP＞20 mmHg 6 ECMO導入中 7 24時間以内の心筋梗塞 8 RASS＞2	1 RASS＞2　5分以上継続 2 SpO₂＜88%　5分以上継続 3 呼吸回数＞35回/分　5分以上 4 新たな不整脈の出現 5 SAT中にICP＞20 mmHg 6 以下の項目で2つ以上出現 　・HR増加＞1分間で20 bpm以上，HR＜55 bpm 　・呼吸補助筋群の動員，abdominal paradox 　・発汗・呼吸苦

ICP：頭蓋内圧

(文献7)より改変引用）

と呼吸筋疲労の出現に注意した．
②異常呼吸パターンの出現の早期発見に心がける．
③息切れや呼吸苦に伴う血圧上昇や心拍数増加，自覚症状に注意した．

さらに，機能的残気量増加目的にて，血圧・脈拍を評価しつつ段階的に up-light を行い 60°まで実施した．本症例は，抜管当日より言語聴覚士による，口腔機能およびコミュニケーション練習が開始され，up-light が可能となったため，翌日に嚥下内視鏡検査を実施し，液体は披裂間切痕より口頭侵入するため，嚥下食より開始した．また，作業療法も開始となり，理学療法同様に受動座位を実施し，座位時間の延長を図るよう介入した．

しかし，血液検査にてDダイマーの高値を認め，血栓の存在が疑われたため，エコーにてDVT（Deep Venous Thrombosis）study を実施し，下肢静脈内血栓の否定を受け，下肢関節可動域を開始した．

鎮静薬などを使用し安静を強いる場合には，深部静脈血栓症や肺血栓塞栓症などを併発する恐れがあり，それらの合併症は患者の予後を大きく左右する．さらに，本症例の場合には，重症頭部外傷に伴う麻痺や併存する多発外傷亜急性期の線溶抑制に伴う影響，および肥満を有しており，リスクが高い状況であった．そのため，離床を実施する際には，

本疾患を否定する必要があった．深部静脈血栓症の特徴は，下肢の腫脹，色調の変化，下腿筋の硬化であるが，Dダイマーが高値であれば確定診断のため，画像検査を行うことが望ましい．ただし，Dダイマーの特異度は高齢とともに低下するので，高齢者には注意を要する．

ターニングポイント❷
・循環や呼吸が安定しているから動かす？
・今一度，患者の背景を考える…
　（この患者さん，以前に心筋梗塞を患っている，抗血小板薬を休薬している…）
・本当にリスクはないのか？

第15病日より，麻痺側上・下肢の筋収縮が認められるようになり，共同運動パターンは認めたものの，分離動作への移行が比較的早期であったため，自動運動を利用した理学療法・作業療法へと移行した．以後，自動運動による全可動域運動が可能となり，硬性コルセット完成後の離床を目標に抵抗運動へと移行した．この時期の理学療法は，循環へ配慮した筋力増強運動を目的とし継続した．

第28病日には，救命救急病棟を退室し，脳神経外科病棟へと転室し，第30病日に硬性コルセットが完成し，頭部プロテクターと硬性コルセット装着下にて可及的に離床を促した．以後，病室内日常生活自立→病棟内における看護師との日常生活動作練習なども追加継続した．最終的には，硬性コルセットの装

着は自立しなかったものの，第51病日に回復期リハ病院へと転院した．

本症例は病院内日常生活において，高次脳機能に問題はないと思われたが，WAIS (Wechsler Adult Intelligence Scale)-Ⅲにて全検査IQ78（境界線），動作性IQ70（境界線），言語IQ72（境界線），群間数では言語理解84（平均の下），知覚統合85（平均の下），作動性記憶85（平均の下），処理能力63（特に低い）であった．

転院先選定

本症例は，発症後30日で転院調整を開始した．この時点では，明らかな麻痺を認めていなかったが，既往歴に陳旧性心筋梗塞を有しており，心疾患に精通し，脊椎外傷に対し継続的に管理できる回復期リハ病院が選択肢となった．

その後の経過

現在，頭蓋形成術も終え（**図3b**）経過も良好であり，硬性コルセットの装着も解除となり，日常生活は自立している．

Conclusion

急性期からの切迫脳ヘルニアを乗り越え，覚醒当初は重度の左麻痺を認めたものの，退院時には麻痺の回復を認め，日常生活自立に至った症例を経験し，改めてヒトの脳の回復力に驚かされている．しかし，紙面の都合上書ききれなかったが，救命医が行った全身管理や脳神経外科医・整形外科医との連携と調整，そして，それらを支えている看護師による異常の早期発見が患者の命を救い，生命予後に少なからず寄与したものと考える．改めて多職種連携の素晴らしさを経験させていただいた症例であった．

文献

1) Clifton GL, et al：Very early hypothermia induction in patients with severe brain injury（the National Acute Brain Injury Study：Hypothermia Ⅱ）：A randomized trial. *Lancet Neurol* **10**：131-139, 2011
2) Suehiro E, et al：Brush up of hypothermia treatment for traumatic brain injury patients：The results of the second analysis of BHYPO. The 4th International Hypothermia Symposium, Tokyo. 2011, p15
3) Sessler CN, et al：The Richmond Agitation-Sedation Scale：validity and reliability in adult intensive care unit patients. *Am J Respir Crit Care Med* **166**：1338-1344, 2002
4) The Brain Trauma Foundation. The American Association of Neurological Surgeons. The Joint Section on Neurotrauma and Critical Care. Indications for intracranial pressure monitoring. *J Neurotrauma* **17**：479-491, 2000
5) Sellars C, et al：Risk factor for chest infection in acute stroke：a prospective cohort study. *Stroke* **38**：2284-2291, 2007
6) 高見彰淑：脳血管疾患理学療法のリスク管理．理学療法学 **39**：135-140, 2012
7) Balas MC, et al：Effectiveness and saftety of the awakening and breathing coordination, delirium monitoring/management, and early exercise/mobility（ABCDE）bundle. *Crit Care Med* **42**：1024-1036, 2014

4 急性期における難渋例③ ―意識障害・高次脳機能障害

猪村剛史[*1]　今田直樹[*2]

Key Questions

1. 意識障害を有する脳卒中患者に対する急性期理学療法の役割とは
2. 高次脳機能障害を有する脳卒中患者に対する急性期理学療法の役割とは
3. 重症脳卒中患者に対する急性期理学療法のあり方とは

臨床判断

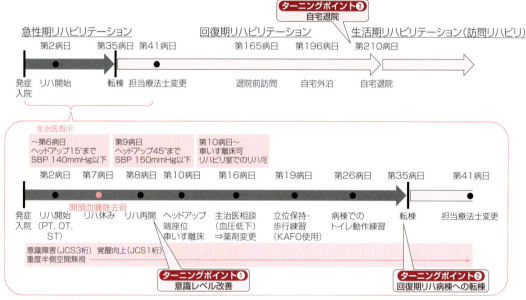

SBP：収縮期血圧

図1　本症例の経過

はじめに

急性期の脳卒中患者に携わる臨床現場において，意識障害や高次脳機能障害を有する患者を担当することは少なくない．急性期理学療法では，全身状態への配慮は当然のことながら，運動・感覚障害に加えて意識障害や高次脳機能障害に対しても適切に捉え，効果的な介入を行う必要がある．意識障害や高次脳

[*1]Takeshi Imura/広島大学大学院医歯薬保健学研究科
[*2]Naoki Imada/医療法人光臨会荒木脳神経外科病院

機能障害は，機能予後だけでなく，家族も含めた退院後の生活に多大な影響を及ぼす可能性がある．

本稿では，実際に筆者が経験した意識障害および高次脳機能障害を有する患者への急性期理学療法について，筆者の思考過程を振り返り，介入時のポイントついて紹介したい．

症例紹介

1．基本情報

診断名：右皮質下出血
年齢：70歳代
性別：女性
現病歴：外出先で倒れ，救急搬送される．頭部CT検査にて脳出血と診断され入院となる．
家族情報：夫，息子との3人暮らし．
病前の生活：日常生活は自立していた．
発症直後の家族の希望：今の状態からどこまで回復するかわからないが，できる限り家に連れて帰りたい．退院後，具体的にどういう生活を送るかは今後の経過次第で考えたい．

2．入院中の経過

本症例は，一般病棟での急性期加療後，同院の回復期リハビリテーション病棟（以下，回復期リハ病棟）でのリハビリテーションを経て，自宅退院となった（**図1**）．退院後は同法人の訪問リハビリテーションを利用し，在宅生活を送ることとなった．筆者は，主に急性期理学療法を担当した．

3．初期評価

（1）意識レベル
　　JCS：200
　　GCS：3（E1, V1, M1）
（2）総合評価
　　NIHSS：27点
（3）運動機能
　　Brunnstrom stage（Br. stage）：左上肢Ⅱ，左手指Ⅱ，左下肢Ⅱ
　　筋力　非麻痺側（右上下肢）：意識障害のため精査困難であったが3以上と予測された．
　　　　　麻痺側（左上下肢）：0～1
（4）感覚機能
　　意識障害のため精査困難であった．
（5）認知機能（意識レベルが向上した第8病日に実施）
　　改訂長谷川式簡易知能評価スケール（HDS-R）：0点
　　MMSE（Mini Mental State Examination）：0点
（6）高次脳機能
　　意識障害のため精査困難であったが，頸部が右回旋しており半側空間無視の存在が強く疑われた．
（7）姿勢定位
　　Scale for Contraversive Pushing（SCP）：6点
（8）日常生活動作能力
　　FIM（Functional Independence Measure）：18点（運動項目13点，認知項目5点）
（9）画像所見（CT画像）（**図2, 3**）

・入院時（第1病日）
側脳室体部レベル
　下頭頂小葉（角回，縁上回），上縦束，皮質脊髄路，視床皮質路で血腫（高吸収域）が確認された．また，血腫周囲の浮腫（低吸収域）を認めた．

半卵円中心レベル
　上頭頂小葉，皮質脊髄路，視床皮質路，一次運動野，一次体性感覚野，帯状回近傍で血腫が確認された．また，血腫周囲の浮腫を認めた．

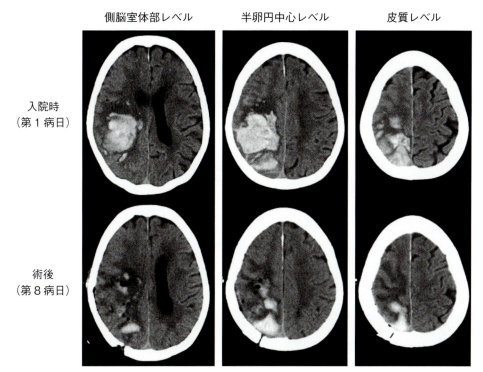

図2　入院時および血腫除去術後のCT画像

皮質レベル

一次運動野，一次体性感覚野，上頭頂小葉で血腫が確認された．また，血腫周囲に浮腫を認めた．

・血腫除去術施行後（第8病日）

側脳室体部レベル

上縦束，皮質脊髄路，視床皮質路に一部血腫が残存したが，多くの血腫は除去された．下頭頂小葉を含む広範囲で浮腫を認めた．

半卵円中心レベル

術前と比較して血腫は大きく除去されたが，上頭頂小葉，皮質脊髄路，視床皮質路，一次運動野，一次体性感覚野，帯状回近傍で血腫の残存や浮腫が確認された．

皮質レベル

術前と比較して血腫は大きく除去されたが，上頭頂小葉付近に一部血腫が残存した．また，一次運動野，一次体性感覚野，上頭頂小葉，運動前野近傍を含む広範囲で浮腫を認めた．

4．多職種と共有した情報

本症例は，意識障害・高次脳機能障害が強く，筆者の視点からの関わりだけでは限界があるため，早期から多職種との連携を図り，情報を密に交換した．担当療法士間（理学療法士・作業療法士・言語聴覚士間）もしくは療法士・看護師間の情報交換は各々の介入ごとに行った．

5．理学療法プログラムと症例の経過

主治医指示や症例の状態に応じて介入を行った．急性期理学療法として行った介入内容とその目的について表1に示す．介入時に家族の面会があった場合は，家族にも積極的に参加してもらい，症例の様子・変化を把握してもらった．

1）ベッド上での介入

全身状態が不安定であったため，第9病日まではベッド上のみでの介入となった．

拘縮予防や覚醒向上を目的とした関節の他

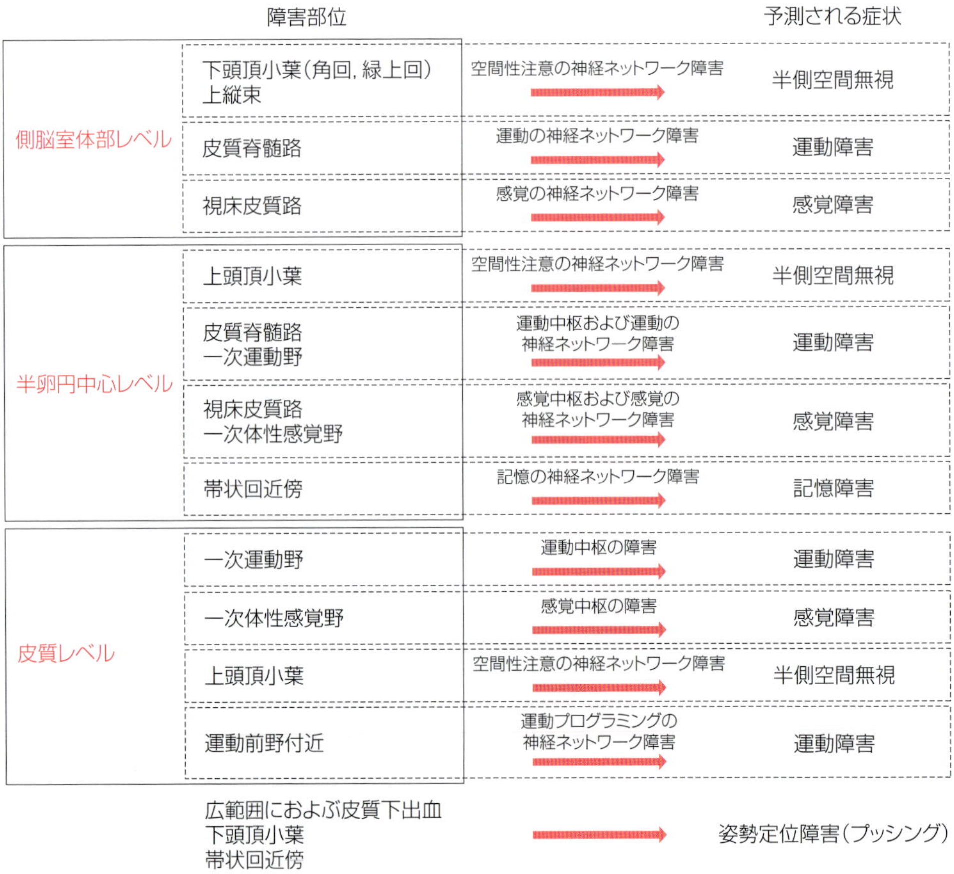

図3 脳画像から予測されること

レベル	障害部位		予測される症状
側脳室体部レベル	下頭頂小葉（角回，縁上回）上縦束	空間性注意の神経ネットワーク障害 →	半側空間無視
	皮質脊髄路	運動の神経ネットワーク障害 →	運動障害
	視床皮質路	感覚の神経ネットワーク障害 →	感覚障害
半卵円中心レベル	上頭頂小葉	空間性注意の神経ネットワーク障害 →	半側空間無視
	皮質脊髄路 一次運動野	運動中枢および運動の神経ネットワーク障害 →	運動障害
	視床皮質路 一次体性感覚野	感覚中枢および感覚の神経ネットワーク障害 →	感覚障害
	帯状回近傍	記憶の神経ネットワーク障害 →	記憶障害
皮質レベル	一次運動野	運動中枢の障害 →	運動障害
	一次体性感覚野	感覚中枢の障害 →	感覚障害
	上頭頂小葉	空間性注意の神経ネットワーク障害 →	半側空間無視
	運動前野付近	運動プログラミングの神経ネットワーク障害 →	運動障害
	広範囲におよぶ皮質下出血 下頭頂小葉 帯状回近傍	→	姿勢定位障害（プッシング）

表1 実施プログラムとその目的

実施したプログラム	目的	目標
関節の他動運動	拘縮予防，覚醒向上	拘縮の発生を防止もしくは最小限とする 可及的早期に覚醒を向上させる
段階的ヘッドアップ	血圧調整能の維持 覚醒向上	離床が行える全身状態となった際に，起立性低血圧を予防する 可及的早期に覚醒を向上させる
他動的な寝返り（図4）	褥瘡予防，覚醒向上	入院中，褥瘡を発生させない 可及的早期に覚醒を向上させる
端座位保持練習（図5）	端座位保持能力向上	端座位保持を監視下で行えるようになる
移乗動作練習（図6）	移乗動作能力向上	移乗動作を家族介助で行えるようになる
長下肢装具を用いた立位保持・歩行練習（図7）	立位保持能力向上 下肢筋力の維持，向上	トイレ動作時の介助量を軽減させ，家族介助で行えるようになる
左側への注意課題（図7）	左側への認知の拡大	食事を始めとするさまざまな日常生活場面で，正中〜左側の対象物を認識できるようになる
日常生活動作練習	日常生活動作（排泄，食事，整容，車いすでの移動など）能力の向上	家族の監視下もしくは家族の介助で，病棟トイレでの排泄，食事，整容，車いすでの屋外散歩などを行えるようになる

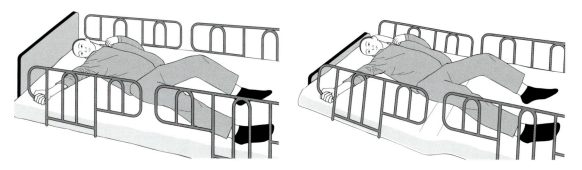

右上下肢：ベッドやベッド柵を押す
頸部：半側空間無視の影響により大きく右回旋

図4 本症例のベッド上での様子

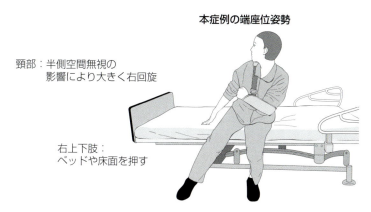

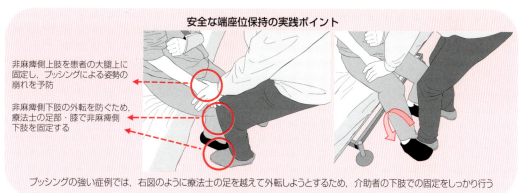

図5 本症例の端座位姿勢と介入のポイント

動運動だけでなく，血圧調整能の維持，覚醒向上を目的に，医師指示の範囲内で段階的ヘッドアップを行った．また，褥瘡予防および覚醒向上を目的に，他動的な寝返り動作を実施した．

覚醒向上後，非麻痺側への寝返り時に非麻痺側上下肢でのプッシングが顕著であったため（**図4**），徒手的に非麻痺側上下肢を良肢位に固定した状態で寝返りを行った．

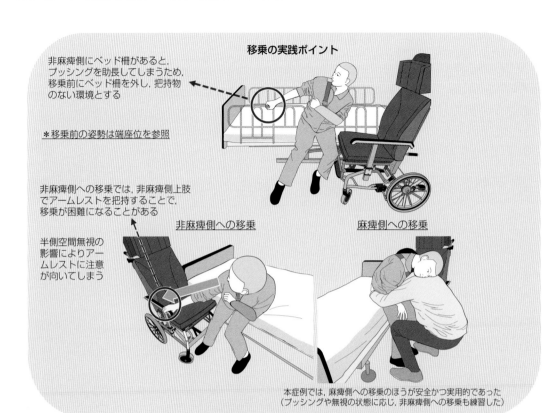

図6 本症例に対する移乗と介入ポイント

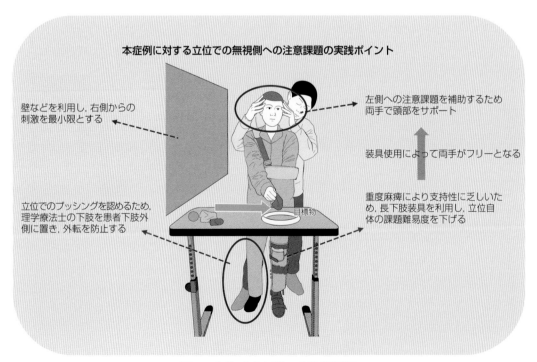

図7 立位での左側への注意課題

2）起居動作・車いすへの移乗動作練習

第10病日以降，血圧変動に十分に留意したうえで，段階的ヘッドアップを経て，ベッド上端座位・リクライニング型車いすへの離床へと進めた．起居動作や端座位保持においてもプッシングが強く影響した（図5）．車いすへの移乗時は，プッシングの影響を最小限とするため，麻痺側への移乗から動作練習を開始した（図6）．離床場面が増えるにつれ，血圧低下が顕著になったため，血圧に関する情報を主治医に伝え，リハビリテーションを円滑に進めるための指示を仰いだ．

3）立位での無視側への探索課題

全身状態の安定に伴い，第19病日からは立位保持練習を開始した．下肢の重度麻痺により支持性が乏しく長下肢装具を使用しての立位保持を行った．前方に姿勢鏡を設置し，患者後方の療法士が患者の注意方向や姿勢を容易に把握できる環境とした．立位でもプッシングの影響が多大であり，非麻痺側下肢の外転を防止するために，理学療法士の下肢で固定した（図7）．左側の認識を少しでも改善させるため，立位にて左側への探索課題を実施した．

4）日常生活動作練習（排泄動作を中心に）

第26病日からは病棟トイレを使用しての動作練習を開始した．便座からの起立動作では，非麻痺側のL字型手すりのうち，横手すりを把持するとプッシングが助長されたため，非麻痺側上肢は療法士の肩に回す，もしくは縦手すりを把持することで介助量軽減に努めた．トイレ動作は，本症例の自宅退院の可否や家族の介助に多大な影響を与えることが予測されたため，理学療法介入中に家族の面会がない場合は，家族の面会時間に合わせて病棟でのトイレ動作練習を実施した．

6．家族の気持ちの変化

発症したことへの不安，再出血への不安，覚醒しない症例への不安，覚醒向上に伴う喜び，覚醒後明らかに病前と様子が違うことへの戸惑い，退院後の生活に対する不安など，家族の気持ちにも多くの変化があった．その中で，理学療法士として傾聴しつつも，介護保険制度など今後利用することが予測される制度の概要や，考えられる退院後の生活像を伝えた．また，家族の希望を十分に聴取し，リハビリテーションの目標を共有した．

7．最終評価（一般病棟退院時）

(1) 意識レベル
   JCS：3
   GCS：13（E 4, V 3, M 6）
(2) 総合評価
   NIHSS：12点
(3) 運動機能
   Br. stage：左上肢Ⅱ，左下肢Ⅱ，左手指Ⅱ
   筋力　非麻痺側（右上下肢）：5
   　　　麻痺側（左上下肢）：1
(4) 感覚機能
   表在・深部感覚ともに脱失レベル．
(5) 認知機能
   HDS-R：4点，MMSE：11点
(6) 高次脳機能
   重度半側空間無視（机上検査は実施困難であった）．
(7) 姿勢定位
   SCP：6点
(8) 日常生活動作能力
   FIM：28点（運動項目16点，認知項目12点）

8．その後の経過

回復期リハ病棟への転棟後も，重度の半側空間無視は持続し，すべての日常生活に介助が必須であった．退院前には，家族介助で移乗やトイレ動作を行えるまでに動作能力が向上した．要介護3の認定を受け，介護保険サー

ビスを利用しながら自宅退院となった．その後も，訪問リハビリテーション，通所リハビリテーション，通所介護などの介護保険サービスを利用しながら在宅生活を送っている．

9．本症例の臨床判断（図1）

1）第8病日付近（意識レベル改善）

開頭血腫除去術後，これまで意識障害の影響で表面化していなかった高次脳機能障害に家族が直面した．この時期には，症例との関わり方も含め，家族とのコミュニケーションを密にとった．

2）第35病日付近（回復期リハ病棟への転棟）

病棟でのケアも含め，症例の様子について，回復期リハ病棟の担当者（看護師，療法士）に詳細に申し送りを行った．

3）第210病日付近（自宅退院）

同法人の訪問リハビリテーション利用とのこともあって，連携を図りやすい環境ではあったが，退院後にスムーズに在宅生活が送れるよう必要な介護保険サービスについて，院内外の担当者間で情報連携を図った．

おわりに

本稿では，筆者が実際に担当し，意識障害・高次脳機能障害に難渋した症例に対する思考過程を振り返った．急性期から家族を巻き込んだ介入を行えたことが，在宅生活の実現に少しでも影響したとすると急性期の担当としては幸いである．本症例のような重度脳卒中患者に対する最善の急性期理学療法とは何かは筆者にも答えが出ない．その中で，急性期から退院後の生活像を予測し，戸惑いを抱える家族に寄り添いながら，本人・家族が退院後の生活像を具体的に描けるよう支援することが重要だと考える．

🔓 Conclusion

急性期の理学療法士として，意識障害を有する患者に対しては，意識障害の遷延化や廃用症候群を防止するために，十分なリスク管理のもと，早期から必要な刺激を入力する必要がある．また，高次脳機能障害を有する患者に対しては，本人もしくは家族と目標を共有したうえで，障害の軽減，代替手段の獲得を目指した理学療法を展開することが求められる．その中で，家族が高次脳機能障害を適切に捉えられるよう支援しつつ，多職種や家族を巻き込み，最適な療養環境を整えるといった幅広い視点も重要である．このような重症脳卒中患者に対する急性期理学療法の在り方として，本人もしくは家族の思いに耳を傾けながら，適切な予後予測に基づき，発症早期から退院後の具体的な生活像を意識して関わることが求められる．

● 脳卒中理学療法士に期待すること

4 言語聴覚士の立場から

市川　勝[*1]

　リハビリテーション（以下，リハ）医療では，患者に対してリハ専門職が実施する評価あるいは治療プログラムの目的や内容について十分に説明し，患者がそれを理解したうえで同意する「インフォームド・コンセント（以下，IC：Informed Consent）」を得ることが重要である．一方で，急性期脳卒中患者の 30％に失語症を認める[1]が，患者は情報の理解と意思の表出が困難であることから意思決定にも困難をきたし，われわれの調査でも IC の機会はあったものの患者自身が十分に理解したうえで同意しているとはいえない状況が少なからずあることが明らかとなっている[2]．

　国外に目を向けてみると，失語のある人々のためのサービスと科学を全世界で前進させることを目的に設立された Aphasia United（AU）は，『失語症のベスト・プラクティスへの提言』[3]の中で「失語のある人々は，失語，失語の原因疾患（脳卒中など），治療の選択肢についての情報を受け取るべきである．このことは急性期から慢性期に至るまで医療・福祉のすべての段階を通じて適用される」と述べている．英国では「意志決定法（Mental Capacity Act）」が 2005 年に制定され，独力で意思決定を行うことができない患者の権利擁護に関する重要な法律の一つとなっている．この法律では，障害の有無を問わずすべての人に判断能力があるとし（判断能力存在の推定），判断能力が不十分な状態にあってもできる限り自己決定を実行できるような支援が求められている．近年，わが国でも「医療行為における本人の意思決定と代行支援に関する報告および法整備の提言」（公益社団法人成年後見センター・リーガルサポート 2014 年）や「障害福祉サービス等の提供に係る意思決定支援ガイドライン」（厚生労働省 2017 年）が出されるなど，患者本人の自己決定権を尊重する動きが広がりつつある．失語症などのコミュニケーション障害を有する患者に対しては，その人に適した方略（ジェスチャーや絵，映像，文字刺激の利用や選択肢の提示）を用いて意思決定の機会を確保することが求められよう．

　折しも，「心身機能」のみならず「活動」「参加」それぞれの要素にバランスよく働きかけることがリハに求められている昨今，脳卒中理学療法士をはじめとするリハ専門職には，IC の機会を「活動」「参加」面における主体的な目標設定の端緒として捉え，急性期の段階から自己決定支援に積極的に取り組むことを期待したい．

文　献

1) Maas MB, et al：The prognosis for aphasia in stroke. *J Stroke Cerebrovasc Dis* 21：350-357, 2012
2) 松元瑞枝，他：インフォームド・コンセントについて失語症のある人が抱いている思いに関する研究. 高次脳機能研究 37：3, 330-338, 2017
3) Aphasia United：Aphasia United Best Practice Recommendations.
   (http://www.shrs.uq.edu.au/AphasiaUnited　情報検索日 2015 年 12 月 20 日)

[*1]Masaru Ichikawa/医療法人社団哺育会さがみリハビリテーション病院リハビリテーション科

第5章

回復期につなげる急性期理学療法

　日本の医療制度では病期別に引き継ぎながら理学療法を提供することが主流となっており，回復期・生活期を経験したことのない理学療法士も多い．本章では病期間でどのように理学療法をバトンタッチすべきか，急性期・回復期・生活期各々の立場からその課題と取り組みについて紹介していく．

1 急性期からの提言

西田友紀子[*1]

> 🔒 **Key Questions**
> 1. 急性期のここを理解してほしい
> 2. 回復期の理学療法士にお願いしたいこと
> 3. 急性期が考える施設間連絡書のあり方とは

はじめに

2006年から包括医療費支払い制度（DPC：Diagnosis Procedure Combination）が一般病院に導入された．DPCでの報酬額は入院期間により定められており，入院が長期化すれば減額される．そのため，平均在院日数をいかに短縮するかは，急性期病院の経営を左右する鍵となっている．2014年度のDPC病院の平均在院日数は13日を切っており[1]，急性期病院における脳卒中リハビリテーション（以下，リハ）は発症から2週間が一つの目安となった．発症後早期からの病態に合わせたアプローチが必要であり，介入早期からの的確な予後予測や患者の日常生活動作（ADL：Activity of Daily Living）の把握，状態に合わせたリハなどを効率よく提供することが急性期病院の理学療法士には求められている[2]．

このような情勢から，脳卒中患者は回復期や地域包括ケア病棟，介護老人保健施設などへ転院するケースが多く，発症から間もない脳卒中患者のリハを切れ目なく効果的に実施

することが重要となる．脳卒中診療の流れ（**図1**）を理解し，急性期から後方病院や施設への転院をスムーズに進め，患者が発症からゴールまでシームレスに治療に専念できる環境を作る必要がある．状態が変化しやすい亜急性期の脳卒中患者を診ていくには，患者の身体機能だけでなく脳卒中の病態を理解し，急性期の治療や患者の状態などを把握しておかなければならない．

急性期病院の特徴

1. 脳卒中急性期の特徴

脳卒中急性期は多くの場合で病態が不安定である．脳卒中の病型によっては，発症直後から徐々に機能の悪化が生じるタイプもあるため，病型と病態に応じて医師と連携を図りながら介入方法を検討していく．発症直後には意識障害や高次脳機能障害により，訴えがはっきりしないことがある．このため，状態変化の発見が遅くなり重大な問題を引き起こす場合があり，僅かな反応の変化，機能の変化を敏感に感じ，それを医師や看護師にいち早く伝えることが求められる．また，高血糖，

[*1] Yukiko Nishida／川崎幸病院リハビリテーション科

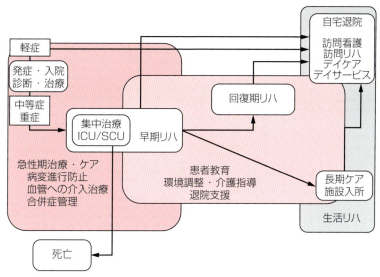

図1　脳卒中診療の流れ

低栄養，痙攣発作，中枢性体温上昇，深部静脈閉塞症，血圧の変動，肺炎，麻痺側の無菌性関節炎，消化管出血，褥瘡，尿路感染症などの合併症が起こりやすく，生命または機能予後に影響を与える[3]ことが知られている．リハ介入によって予防可能な合併症，反対にリハ介入によって出現する可能性のある合併症もあるため，これらで生じる症状に関しての知識も必要である．脳卒中を発症する患者の多くは高齢であり，すでに運動機能障害や呼吸循環機能障害を有している可能性がある．既往歴も鑑みて，重複障害にも対応しなければならない．

脳卒中急性期には脳卒中の内科的治療，外科的治療，血管内治療などを最優先に実施していることはいうまでもない．内科的治療としては，抗凝固療法や抗血栓療法，脳保護薬や抗脳浮腫薬の投与などが行われ，発症から1週間程度は24時間の持続点滴をしている場合が多い．外科的治療としては，広範囲脳梗塞の開頭減圧術，脳出血の血腫除去術，くも膜下出血後のクリッピングやコイル塞栓術などがあり，術後にはドレーンが留置されている場合も少なくない．血管内治療や検査では，頸動脈ステント留置術（CAS：Carotid Artery Stenting）や頭部血管造影検査などがあり，動脈を穿刺するため実施日には安静となるものもある．このように，さまざまな治療や検査が存在し，それぞれがどのような治療・検査なのかを十分理解することが重要である．脳卒中急性期の一般的な治療方針を**図2**に示す．

2．急性期病院における理学療法士の役割

1）リスク管理と早期離床

脳卒中急性期リハは，リスク管理を徹底しながら現疾患の治療と平行して廃用症候群を最小限に抑え，ADLの早期向上を目指して行うものである．『脳卒中治療ガイドライン2015』[3]においても，「発症後早期からの積極的なリハ」はグレードAと推奨され，発症日や発症翌日から介入するケースは増加傾向である．SCU（Stroke Care Unit）や集中治療室においてのみならず，一般病棟においても呼吸や循環動態，意識レベル，麻痺や感覚障害などの身体機能が不安定な状況にあることは想像に難くない．病態として不安定な時期にリ

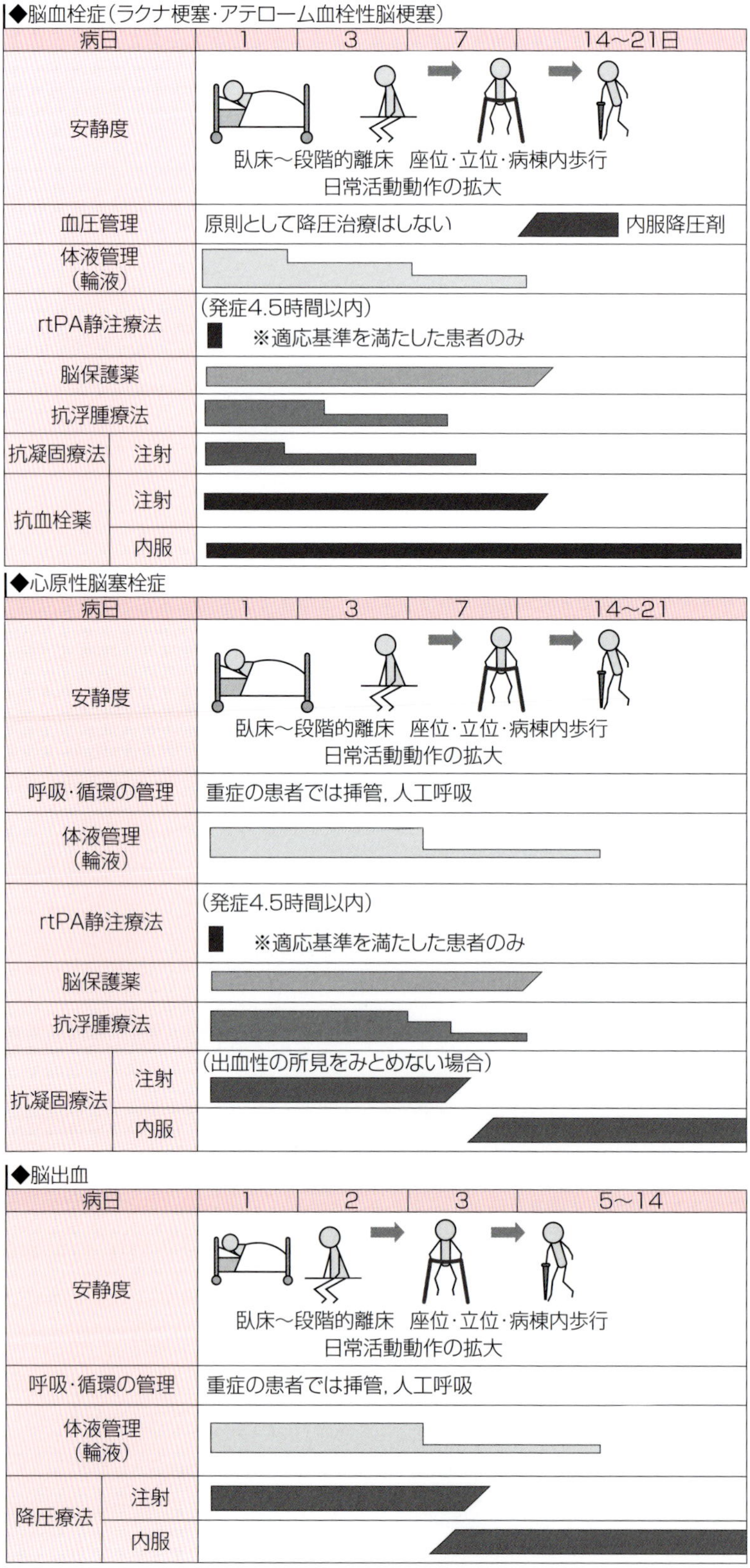

◆脳血栓症（ラクナ梗塞・アテローム血栓性脳梗塞）

病日	1　　3　　7　　14〜21日
安静度	臥床〜段階的離床　座位・立位・病棟内歩行　日常活動動作の拡大
血圧管理	原則として降圧治療はしない　　　内服降圧剤
体液管理（輸液）	
rtPA静注療法	（発症4.5時間以内）※適応基準を満たした患者のみ
脳保護薬	
抗浮腫療法	
抗凝固療法　注射	
抗血栓薬　注射	
抗血栓薬　内服	

◆心原性脳塞栓症

病日	1　　3　　7　　14〜21
安静度	臥床〜段階的離床　座位・立位・病棟内歩行　日常活動動作の拡大
呼吸・循環の管理	重症の患者では挿管，人工呼吸
体液管理（輸液）	
rtPA静注療法	（発症4.5時間以内）※適応基準を満たした患者のみ
脳保護薬	
抗浮腫療法	
抗凝固療法　注射	（出血性の所見をみとめない場合）
抗凝固療法　内服	

◆脳出血

病日	1　　2　　3　　5〜14
安静度	臥床〜段階的離床　座位・立位・病棟内歩行　日常活動動作の拡大
呼吸・循環の管理	重症の患者では挿管，人工呼吸
体液管理（輸液）	
降圧療法　注射	
降圧療法　内服	

図2　脳卒中急性期の治療

ハが開始されることが当たり前となりつつあり，リハ中の急変リスクは増大している．このため急性期病院の理学療法士は，患者の日々の状態変化，意識レベルなどの評価を十分に行うことが求められる．

急性期理学療法を実施するには，リスク管理が不可欠であり，十分なリスク管理をするには画像所見の理解，病型や病態の把握が重要である．画像所見では単に梗塞巣のサイズで重症度を判断するのではなく，病型の特性を考慮する必要がある．例えば，脳幹部のラクナ梗塞では，末梢血管の動脈硬化が原因の脳梗塞であればすぐに積極的離床が可能となるが，椎骨・脳底動脈の解離によるものであれば症状の変動が起こる可能性がある．症状の進行や意識障害の出現などに注意し，厳重な血圧管理の下での介入が必要になるため，ベッド上での介入を余儀なくされることもある．心原性塞栓や動脈原性塞栓などの塞栓症では，心臓や頸動脈超音波検査の結果から塞栓源となりうる心内血栓や不安定プラークなどが発見される場合もあり，再塞栓の可能性を考えて離床より抗凝固療法を優先する．このように，急性期理学療法においては，CTやMRIなどの画像所見のほか，超音波検査，脳血管造影検査，12誘導心電図，ホルター心電図，単一光子放射断層撮影（SPECT：Single Photon Emission Computed Tomography）などの情報を考察したうえで，離床のメリットとリスクを比較して臨床判断を行っている[4]．

2）運動麻痺改善のための理学療法とADL向上のためのアプローチ

運動麻痺改善の効果的なリハとは，第1章で述べられているステージ理論に依拠して，発症直後の急性期からリハ介入を集約し，プログラムを的確に選択して効果的・継続的に進めることである．損傷を受けた脳にはその機能を修復していく能力＝脳の可塑性がある

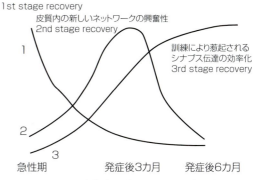

図3　運動麻痺回復のステージ理論

ことが一般的となっている．これらによる脳組織の再組織化は，発症後の比較的早期から生じており，リハの開始時期と再組織化の反応性は負の相関を示すことが指摘されている[5]．つまり，発症後早期からリハが開始されれば，より脳機能の賦活化が促進され，リハの開始が遅延すれば，早期の賦活化は期待できなくなることを示唆している．

ステージ理論では，1st stage recoveryを残存している皮質脊髄路を刺激し，その興奮性を高めることで麻痺の回復を促進する時期としており，主に急性期に関わる回復メカニズムである．2nd stage recoveryは，皮質間の新しいネットワークの興奮性に依拠する時期であり，3カ月をピークにこのメカニズムが再構築される．この時期は大脳での組織的再構築がなされるため，再組織を促すリハプログラムを検討し成果を引き出すことが求められる．そして，3rd stage recoveryとしてその後6カ月以後も持続して徐々に強化される機能は，リハにより惹起されるシナプス伝達の効率化（training-induced synaptic strengthening）であるとされている．

これらのステージ理論を経時的に示したものが**図3**である．これをみても急性期は，脳そのものの機能回復に関して重要な段階であると位置付けられる．そのため急性期に集中したリハを行うことは，早期の歩行能力獲得，

早期のADL改善，そして今後のリハにつなげるためにも重要となる．急性期からのリハの重要性を再認識し，患者の退院後の生活を想定した積極的な関わりを行い，急性期病院から直接在宅復帰を目指すくらいの気概をもって，早期からの積極的なリハの実施に関わっていくべきである．

3．回復期病院の理学療法士への要望

急性期病院では，先に述べたように救命や全身管理に力点が置かれ，さまざまな治療が行われているため十分なリハの提供は難しい状況がある．その中でも看護師やほかのコ・メディカルスタッフと連携を取りながら時間を調整して，可能な限りリハを提供している．急性期の患者は，日中にゆっくりと休む時間が少なく，日々を過ごしている場合もある．治療が終了し回復期へ転院すると，途端に時間をもて余す生活となりうるため，「前の病院のほうがしっかりやってくれていた」と思う患者もいる．回復期リハ病院は急性期病院の症例にとって，「次のステップ」へ進む前方病院であり，患者・家族にとってメリットのある転院でなければならない．再発や，病態が安定せず急性期病院へ再入院した場合においても，患者・家族が「またお世話になりたい」と希望するリハ専門病院であってほしい．単位を取ることに力点を置かずに，一人ひとりの患者の生活に沿ったアプローチを考え，退院時には患者に合わせたフォローアップをお願いしたい．特に，社会復帰を目指す患者の場合には職業訓練のできる施設のパンフレットを渡して終了とせず，施設への通所や職場復帰が確認できるところまでフォローをしていくことも回復期のスタッフの役割として重要である．

急性期病院から回復期病院への転院をスムーズに進め，患者が発症からゴールまでシームレスに治療に専念できる環境を作るには，お互いの病院の情報共有が重要である．急性期病院と回復期病院との合同勉強会を開催し，お互いのリハの進め方を開示し問題点や改善点を明らかにし，顔のみえる関係作りをすることが重要となる．急性期病院から回復期病院への情報提供は，リハの施設間連絡書を使用して必ず行われている．しかし，その患者が回復期病院をどのような状態で退院したのかは，急性期病院へ必ずしも情報提供されていないのが現状である．急性期病院の理学療法士が長期的予後の観点をもつためにも，回復期病院から急性期病院へのフィードバックシステムを構築することは重要である．

施設間連絡書の在り方

1．急性期病院のスタッフが考える施設間連絡書とは

施設間でのリハ連携を考えるうえで最も重要なことは，患者が発症からゴールまでシームレスに治療に専念できる環境を作ることである．施設間での方針の違いのために，患者に混乱を与えて信頼関係を失うことは避けなければならない．そのため，症状が日々変化していく発症初期から，患者および患者を取り巻く状況についての情報を収集しておく必要がある．また，その情報を踏まえつつ患者の希望を取り入れて，今後の対応を多職種間で入念に検討しておかねばならない．しかし，病態や症状に変化が生じやすく，患者の気持ちも安定しない急性期にゴールまでの方針を厳密に決定してしまうことは望ましくない．今後の状況変化に応じて方針を変更する余地を残しておくことも必要であり，ゴールの決定については回復期リハ病院にて再検討されることが望ましい．

先にも述べたように，急性期病院では発症早期におけるリスク管理の観点から安静度の

表1　共通サマリー研修会の流れ

(1) 回復期病院での患者受け入れまでの流れの確認，情報共有
　・患者の転院相談を開始するところから，患者が入院するまでの流れを確認．病院間で違いがあるのかを情報共有する．
　・転院相談時に回復期病院が受けている情報を提示．その情報がなぜ必要なのかを確認．
　・回復期病院の受け入れまでの期間と受け入れまでに準備していることを確認．急性期病院スタッフに情報提供する．
(2) 施設内での診療情報提供書の利用目的
　・回復期転院直後にまず患者がすることは何か（トイレや食事など），その時に必要な情報は何か（介助量や介助方法など）を回復期病院のスタッフから情報提供する．
　・その他の利用目的を回復期病院のスタッフから提示し，それをもとに診療情報提供書に必要な項目をあげる．
(3) 回復期病院スタッフが急性期病院に求める情報
　・ADLの状況，介助料，動作の中でも知りたい情報を回復期病院のスタッフから提示．
　・廃用の程度を知るために，リハビリ開始日や離床開始日，歩行開始日などは必要と考える施設が多数．
　・転院後のリスク管理の観点から，入院中のインシデントエピソードやリハ中のリスクは必要となる．

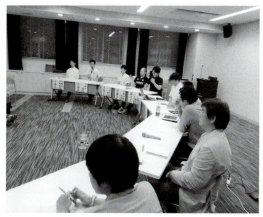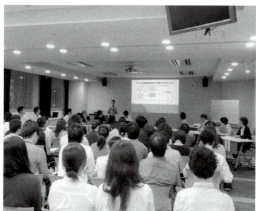

図4　川崎南部地区リハビリテーション連絡会
地域共通施設間連絡書の作成に関するディスカッション風景
左側は各施設代表者からの情報提示場面．右側は研修会全体のディスカッション風景

制限を受けることもあり，離床までに時間を要することも少なくない．離床までに時間を要した場合は，麻痺に加えて廃用性の筋力低下も認めていることがあり，最終的な予後に差を認めることがある．そのため，いつごろから離床を開始したのか，歩行を始めたのかなどの情報は次施設へ伝えることが望ましい．また，転院直後には転倒を予防するため過介助になりやすいことから，ADLの介助量を正確に伝えることが必要である．特に食事や排泄は転院後すぐに行う動作であり，患者それぞれに合わせた介助方法の伝達ができるとよい．このような連携が図られることにより回復期病院でスムーズにリハを開始することができ，患者との信頼関係も構築しやすくなる．

2．地域共通施設間連絡書の作成プロジェクトについて

川崎市南部地区では2001年に川崎市南部地区リハビリテーション連絡会が結成され，地域交流を目的とし，講習会やさまざまなイベントを開催している．2014年からは川崎市南部地区に所在する急性期病院，回復期病院，

リハビリテーション診療情報提供書　　急性期⇒回復期

【送信先】施設名：○○○○○病院リハビリテーション科 ＦＡＸ：044-000-0000	【送信日】 平成　　年　　月　　日
【送信元】施設名：○○○○○病院リハビリテーション科　　送信者氏名：○○○　○○○ ＴＥＬ：044-000-0000　　ＦＡＸ：044-000-0000　　電話対応可能時間：00:00～00:00	

当院でのリハビリテーション経過を以下に報告致します。
貴院でのリハビリテーション継続をよろしくお願い申し上げます。

氏名		様	性別	▼	年齢	歳	生年月日	▼　　年　　月　　日
診断名					障がい名			
起算日	▼　　月　　日				手術名			

【経過】

発症／受傷日	月　　日
手術日	月　　日
リハビリ開始日	月　　日
離床開始日	月　　日
歩行開始日	月　　日

【精神機能】

認知機能 高次脳機能	
コミュニケーション	

【リスク】

入院中の インシデント エピソード	
リハビリ中 のリスク	

【病棟ＡＤＬ】（不明な場合は未記載可）

食事	形態	左記形態開始日	自立/介助	▼
主食		月　　日	自助具	
副食		月　　日	食事姿勢	▼
水分		月　　日	食事摂取量	▼
特別な配慮（食事）					

排泄		更衣	
介助量	▼	介助量	▼
特別な配慮（排泄）		特別な配慮（更衣）	

【基本動作】

	介助量	補助具
起き上がり	▼	▼
座位保持	▼	▼
起立	▼	▼
立位保持	▼	▼
着座	▼	▼
移乗	▼	▼
歩行	▼	▼
階段	▼	▼
特別な配慮（基本動作）		

【ＡＤＬ評価】　▼　（←FIM or BI）

離床開始時	点　（運動　　点／認知　　点）
退院時	点　（運動　　点／認知　　点）

【リハビリテーションの目標】

心身機能	
活動	
参加	

【上記以外の特記事項】

【PT】
【OT】
【ST】

【担当者】　理学療法士　　　　　作業療法士　　　　　言語聴覚士

川崎市南部地区リハビリテーション連絡会　2016.03.01更新

図5　川崎市南部地区地域共通施設間連絡書

地域包括ケア病棟をもつ一般病院などのリハスタッフが，診療情報提供書についての情報を共有し，地域共通施設間連絡書（以下，共通サマリー）の作成を目標に研修会を計画・実施してきた．共通サマリーの作成にあたっては，川崎市南部地区の20施設が参加した．連絡会代表スタッフでの情報共有や話し合いだけにとどまらず，多くの意見を反映できるよう，「患者さんのための診療情報のカタチ」と題して，**表1**のような流れで出席者全員参加型の研修会を実施した．研修会風景を**図4**に示す．

　グループディスカッションの結果から共通サマリー作成に必要な要素が明らかとなった（**表2**）．回復期では診療情報を使用する時期が転院時よりも前であること，転入後すぐに患者の生活が始まるため生活環境の整備（食事・トイレ・移動・排泄）と今までの経過，禁忌，ベッド環境などの情報が必要であった．一方，急性期ではセラピスト個人が送る情報量を決めており，診療情報の質に個人差がでていることや従来の施設間連絡書の作成時間も長いことが問題となっていた．この研修会を踏まえて作成された共通サマリーが**図5**であり，現在は川崎市南部地区の急性期から回復期へ転院する患者全員を対象に使用されている．

　一般的に急性期病院のスタッフは，切れ目のないリハの提供を回復期病院に望んでいる．そのため，入院後からの治療内容，入院直後からの経過，いつごろから離床が開始さ

表2　地域共通施設間連絡書作成プロジェクトでのディスカッション内容

①診療情報の形態 　→書面をベースにVE・VFなどは画像を用いる． 　　転院前日に情報がほしい． 　　Faxでの送信をしやすい形式．
②作成量と時間 　→作成量は送る側，受け取る側ともにできるだけコンパクトで読みやすいもの． 　　作成時間を短縮できるよう，特記事項以外は文章形式での記載は極力少なくする．
③絶対に必要な情報 　→開始日，リスク管理・ADL（特に排泄や食事は詳しく記載）・基本動作・経過・性格など．

VE：嚥下内視鏡検査，VF：嚥下造影検査

れ，意識障害がいつごろ改善してきたのか，社会背景や家族の協力状況など，多くの情報を診療情報提供書に盛り込んでおり，診療情報提供書の記載にかなりの時間を要している現状がある．しかし，急性期病院側が必要だと確信して記載している情報が，回復期病院側では必要とされていないこともあり，それぞれの考える必要項目が乖離している可能性がある．細かな医学的治療内容や社会背景などは，医師の診療情報提供書や看護サマリー，医療ソーシャルワーカーからすでに情報が渡されていることもあるため，他職種がどのような情報を提供しているのかを知っておくことも必要である．また，このような研修会でのディスカッションを実施することによって，地域の回復期病院が急性期病院に求める情報を共有することができ，急性期病院からの効率的かつ有効な情報提供を実現することが可能である．

Conclusion

　脳卒中患者に対する早期リハ介入は,『脳卒中治療ガイドライン2015』でも推奨されている．急性期病院では，病型・病態を理解したうえでの「安全」な介入と，廃用症候群の発症を抑え，的確なリハプログラムの選択による「効果的」な介入が同時に求められている．現在，急性期病院の在院日数は短縮しており，今後は亜急性期患者の回復期病院への転院も増加すると予測される．双方の病院の特徴を理解した急性期病院からの情報提供は，患者との信頼関係を構築し，転院後のリハをスムーズに開始する重要なツールとなる．脳卒中リハに関わるスタッフは，脳卒中急性期の特徴や治療内容を十分に理解し，発症からゴールまでシームレスにリハを提供することが望まれる．

文　献

1) http://www.mhlw.go.jp/stf/shingi2/0000104146.html
2) 原　寛美：急性期病院における脳卒中リハビリテーション　オーバービュー．*J Clin Rehabil*　23：416-423，2014
3) 日本脳卒中学会脳卒中ガイドライン委員会（編）：脳卒中治療ガイドライン2015，協和企画，2015
4) 森本　榮・編：高齢者の理学療法　第2版．三輪書店，2011，pp110-115
5) 中島英樹：急性期脳卒中患者のリハビリテーション．総合リハビリテーション　40：459-463，2012
6) 原　寛美：脳卒中運動麻痺回復可塑性理論とステージ理論に依拠したリハビリテーション．脳神経外科ジャーナル　21：516-526，2012

2 回復期からの提言

増田知子[*1]

> **Key Questions**
> 1. 回復期のここを理解してほしい
> 2. 急性期の理学療法士にお願いしたいこと
> 3. 回復期が考える施設間連絡書のあり方とは

脳卒中患者の回復期

　回復期リハビリテーション病棟（以下，回復期リハ病棟）の病床届出数は2016年3月1日現在で77,102床に上る[1]．回復期リハビリテーション病棟協会が実施した平成24年度実態調査結果[2]によると，脳血管疾患発症から回復期リハ病棟入院までの平均日数は，2006年度の診療報酬改定以後に大幅に短縮し，2012年には35.7日となった．また平均入院日数は89.4日である．したがって，平均的な経過をたどればわが国の脳卒中患者は発症後1カ月強を急性期病院で過ごし，その後回復期病院でさらに集中的なリハビリテーションに取り組むこととなる．

　周知のとおり，回復期リハ病棟には算定日数の上限が存在し，脳血管疾患では原則150日である．回復期に従事する理学療法士は，その間にできうる限りの機能回復を図りつつ，獲得した能力が日常生活において発揮されるよう実践的な動作練習を行う．退院後の物理的・人的環境を評価して家屋改修や福祉用具の導入，介護保険サービス利用などに関する助言，介助者への指導を行うことも，重要な任務である．限られた日数の中でこれらを滞りなく遂行していくためには，いわゆる回復期が始まる時点で，患者が積極的に運動療法に取り組める状態であることが必要である．

　しかし，実際には回復期病院に転入してくる患者の多くが，すでに中枢神経および末梢の筋骨格系に廃用の問題を有しているといえるのではないだろうか．廃用症候群とは，不活動，不動，安静臥床によって引き起こされる一連の身体疾患の総称である[3]．脳卒中の発症により，多くの患者は病前より不活発な生活を送ることを余儀なくされ，廃用による諸症状を呈するようになる．理学療法士が臨床でよく遭遇する症状としては，筋力低下，筋萎縮，関節拘縮，起立性低血圧，深部静脈血栓症，運動耐容能低下，褥瘡，抑うつ状態などがあげられる．これらの存在により積極的な運動療法の実施は制限され，本来そのために充当すべき時間と労力が廃用からの回復に費やされることになる．

[*1] Tomoko Masuda／千里リハビリテーション病院

回復期以前から脳卒中患者に生じる廃用

廃用症候群はなんらかの疾患に起因する二次的障害であり，一次的機能障害を引き起こす疾病とは直接関係なく，予防可能なものである．また，いったん生じるとその回復には多大な時間と労力を要し，かつ不可逆的な変化へと進行するリスクも高いため，何より予防が重要である．近年は廃用予防のための早期リハビリテーションの重要性が広く認知されており，前述の症状を中心に予防の意識も高い．早期離床，良肢位保持，関節可動域拡大運動，非麻痺側の筋力増強運動などは多くの急性期病院で積極的に取り組まれていることが推測される．しかし，中枢神経系，末梢の筋骨格系ともに廃用はさまざまな形で発症後早期から進行し，機能回復の阻害因子となりうる（図1）．それらの徴候を理解し，発現時期に的確な理学療法介入を行う必要がある．

1．中枢神経レベルの廃用

麻痺肢の不動化および不使用は中枢神経の組織転換をもたらし，大脳皮質運動野の萎縮など中枢神経レベルの廃用（central disuse）へとつながる[4]．また，学習性不使用（learned non-use）の問題も生じる．

さらには，運動麻痺回復の予後不良の徴候ともされる，皮質脊髄路に生じるワーラー変性も急性期からの進行が報告されており，実に脳卒中発症の第7病日にはすでに病変側大脳脚において描出されることが確認されている[5]．つまり，平均的な経過をたどる脳卒中者は，回復期までにすでにその中枢神経系にも廃用が生じる危険性が非常に高いといえる．

2．骨格筋・関節レベルの廃用

末梢の骨格筋・関節レベルに生じる廃用痙縮（spasticity）では深部腱反射亢進，痙縮，病的同時収縮などのために，関節拘縮発生のリスクが高まる[5〜7]（図2）．

脳の器質的障害により筋緊張の制御に問題

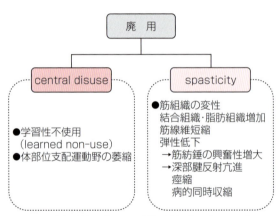

図1　中枢神経系および筋骨格系に生じる廃用

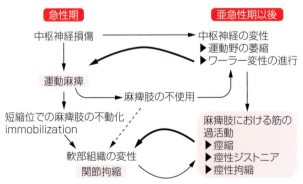

図2　中枢神経損傷による廃用，廃用痙縮の連関（文献7より改変引用）

を生じた結果，痙性麻痺を呈する可能性はある．しかし，廃用としての痙縮，つまり運動麻痺に起因する不動や麻痺肢の不使用によって引き起こされる筋緊張の異常は，早期からの積極的な活動によってその発生を予防しうるものである．

回復期へつなげる早期リハビリテーションの要点

1．麻痺側上肢の積極的使用

中枢神経，骨格筋・関節，いずれにおいても廃用を招く要因は麻痺肢の不動や不使用である．これらを予防し機能改善を図る介入として，上肢に対してはCI療法（constraint-induced movement therapy），EMG（electromyography）フィードバック，治療的電気刺激などの効果が報告されている[6]．移乗など基本動作の中で使用される下肢と異なり，麻痺側上肢は意識的に使用場面を設けなければ，不使用状態が定着する危険性が高い．中枢神経系の再組織化が活発な時期，あるいは不使用による二次的障害が生じる以前に，良肢位保持や徒手的関節可動域運動にとどまらず，空間に保持し物品を操作するという上肢本来の役割を再学習する機会を提供することが望ましい．

2．早期からの立位・歩行練習における装具活用の意義

1）立位・歩行練習導入患者層の拡大

姿勢制御や基本動作の獲得はそれ自体が理学療法における目標となり，また前述した上肢の機能回復を図るうえでも不可欠である．『脳卒中治療ガイドライン2015』[8]においては，早期からの立位や装具を用いた歩行が推奨されている．この時期は，意識障害や重度の運動麻痺の存在により下肢の支持性が著しく損なわれ，安全に動作練習を行うことが困難な場合も多い．ここで用いる装具は，高い支持性を保障する長下肢装具が適切であろう．安全性や介助量の問題を軽減することで立位・歩行練習が可能となる対象者層が拡大し，またその機会が増大することが期待できる．従来，脳卒中者が装具を使用する場合は，生じた痙縮による生活上の不都合を解消するため短下肢装具が用いられることが多くあった．しかし，痙縮が廃用の一徴候であることを理解し，装具は痙縮が生じてからではなく生じる前に活用する，すなわち痙縮の発生を予防するために発症後早期から装具を導入して活動性を向上することが重要である．

急性期においては，長下肢装具の必要性があっても，全身状態の変動や在院日数の問題から患者自身の装具作製には至らないケースも数多く存在することが推測される．姿勢制御能力が不十分な急性期の脳卒中者においては，装具の適合の影響がアライメントに顕著にあらわれる（図3）．施設の評価用装具を充実させることが望ましいが，近年は工具を必要とせず簡便に周径や支柱の高さを調節できるモジュール式長下肢装具も開発されており（図4），積極的に活用を検討したい．

2）股関節機能の賦活

長下肢装具装着下の立位では，下肢に対する介助が不要となる分，セラピストは骨盤以上の介助に注力できる．効率的にアライメントや重心線を整えることが可能となり，抗重力筋の筋活動の賦活にも有効である．特に股関節は各姿勢の安定において，また直立二足を保障するうえで重要な役割を担っている．股関節，つまり寛骨大腿関節は寛骨臼とその中に収まる球形の大腿骨頭からなる関節である．関節面には摩擦係数が非常に小さい関節軟骨，さらには滑液が介在し，高い潤滑効果をもたらしている．大腿骨頭の形状と相まって，関節面の適合性が高く荷重の局所集中が起こらないことから，寛骨大腿関節は広い可

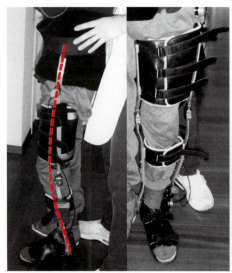
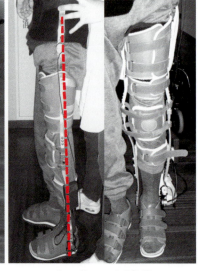

評価用装具　　　　　　　　　オーダーメイド装具
図3　評価用装具とオーダーメイド装具の適合の差によるアライメントの違い

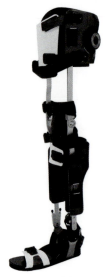

図4　モジュール式長下肢装具の例（パシフィックサプライ社製ゲイトイノベーション）
大腿カフの周径と大腿，下腿の支柱の高さが調節可能

動域を有し，かつ高い荷重負荷に耐えうる関節となっている．

しかし，この特性は同時に，関節がその構成体のみでは固定が不十分な状況を生じやすいことを意味する．股関節の固定には周囲の筋の活動が必要となる．寛骨大腿関節の前面には大腰筋腱が走行している．大腰筋は第12胸椎椎体・第1～5腰椎椎体および横突起を起始，大腿骨小転子を停止とする，体幹と下肢とにまたがる筋である．その収縮により荷重位では体幹が後方に倒れることを防ぎ，非荷重位では股関節屈曲を容易にする．股関節が屈曲位である場合，大腰筋を収縮させるためには随意的に筋活動を起こさなければならない．しかし，下肢が直立した状態で足底に荷重すると，股関節の伸展に従って大腿骨頭は大腰筋腱を押し伸ばしながら臼蓋の前方へと突出していく（**図5**）．大腿骨頭の圧迫により大腰筋は張力を生じ，体幹がそのまま後方へ倒れてしまうことを防止する．つまり，運動麻痺が存在し随意的な筋活動が得られにくい場合でも，下肢が直立した状態で荷重すればその上にある体幹は，大腰筋の自然な張力発生により直立を保ちやすくなるのである[9]．

3）運動療法展開の効率化

種々のリスクを回避するため，あるいはその段階での運動機能に応じた運動課題を提供するため，運動療法は臥位から開始して端座位，その後に立位という順序で進められる傾

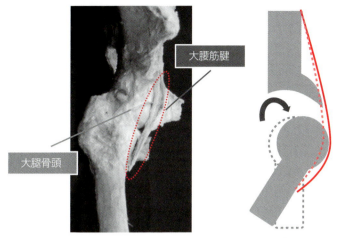

図5　大腰筋の伸張による張力発生のメカニズム

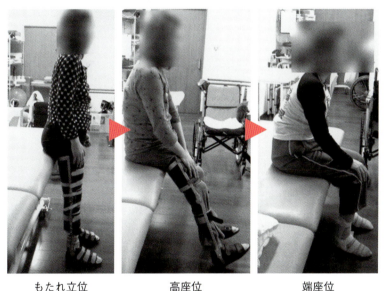

もたれ立位　　　　高座位　　　　　端座位

図6　座位練習に先行して長下肢装具装着下で立位練習を開始した脳卒中による三肢麻痺者

向にある．しかし股関節のシステムに着目すると，随意的かつ持続的な筋活動が要求される端座位と自動的に大腰筋の収縮が得られる立位とを比較した場合，むしろ立位のほうがより早期から取り組みやすい課題であるともいえる．

　下肢の支持性低下は立位練習の実施を困難にするが，長下肢装具によって補償することができる．より早い段階で立位をとり荷重すること，股関節周囲の筋活動を賦活することは効率的な運動療法の展開につながることが期待される．図6は脳卒中による片側上肢と両側下肢の三肢麻痺者の運動療法進行の順序を示したものである．図左の時期は端座位保持が不可能であったが，両側に長下肢装具を装着し，殿部を昇降式治療ベッドにもたれさせて股関節を中間位付近で保持すると立位保持は可能であった．その後，徐々に股関節の

装具ノートについて

【目的】

1. 『**装具ノート**』は、下肢装具を製作された方が、過去の装具製作年月日のみならず、過去の装具製作内容や身体状況を確認できることを目的とし、患者さまご自身やご家族に持っていただくものです。

2. 患者さまの装具に関する経過を、療養環境が変わっても、切れ目のない装具に関する情報が伝達されることを助けるためのノートです。

3. 装具に関して困ったときは、関係する方へ『**装具ノート**』を渡していただき、装具の修理や再製作が円滑に行えることを助けるためのノートです。

<u>※このノートは装具に関する大切な情報が記録されています。</u>

<u>大切に保管、管理してください。</u>

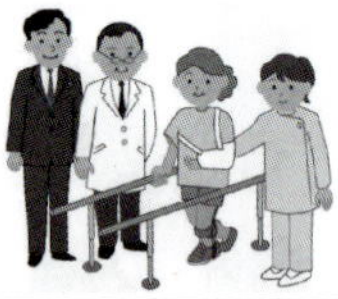

装具製作・修理履歴　　様式1

氏名	○○　○○様			
装具製作日	利用制度	内容	耐用年数	製作業者
2015 年 6 月 7 日	健康保険	右長下肢装具	3年	△△義肢
2015 年 9 月 23 日	健康保険	右短下肢装具　硬性	1.5年	△△義肢
年 月 日				
年 月 日				
年 月 日				
年 月 日				
年 月 日				
年 月 日				
年 月 日				
年 月 日				
年 月 日				
年 月 日				
年 月 日				
年 月 日				
年 月 日				
年 月 日				
年 月 日				

装具詳細　　様式2

氏名	○○　○○様		
装具製作日	2015 年 6 月 7 日	装具の種類	右長下肢装具
利用制度	健康保険	耐用年数	3年
装具製作病院	千里リハビリテーション病院	担当医：□□	
	理学療法士：増田知子	義肢装具士：◇◇	
製作業者	△△義肢		
装具製作目的	治療用装具	歩行獲得に向けたトレーニングのため	
部品	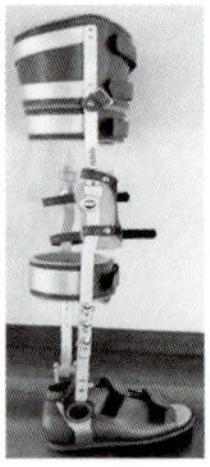	膝継手	リングロック（啓愛）
		足継手	GS　金属支柱用
		足関節角度	90°
		原板の厚み	
		ウェッジ	
		フレア	
		補高	
備考			

図７　装具ノートの概要

屈曲角度が増大する，すなわちより随意的な筋活動を求めるように姿勢を変換していき，端座位保持も可能となった．これは回復期での取り組みの一例であるが，短期間で密度の高い介入が求められる急性期では，装具に代表されるツールの活用が理学療法の効果・効率の改善により有効に働くのではないかと考える．

急性期から回復期への連絡

1．施設間の連絡

患者像を的確に把握して理学療法を展開していくために，前方施設からの連絡は不可欠である．患者の生活は回復期以後も継続するものであり，急性期から回復期への連絡であってもその移行時のみならず，その後にも急性期の情報が過不足なく伝達できる形であることが望ましい．そのためには，携わる病期にかかわらず共通言語として用いることができるスケールを活用することが必要である．また患者や家族の立場からは，病期によって目標や方法論に多少の変更はあったとしても，急性期から一貫した理解や構想のもとでリハビリテーションを進めることが望まれるであろう．よって連絡書にはチームの取り組みの目的や結果が明確に記されているべきである．

さらに，回復期以降では種々の臨床検査の機会は格段に減少するため，理学療法を実施するうえで考慮しなければならない呼吸・循環機能や腎機能に関わる検査データなどがあれば，記載しておくことが望ましい．脳画像診断の結果についても同様である．

2．装具に関する情報共有

理学療法士間の連絡のみならず，病期や職種を越えて共有すべき情報も存在する．「装具ノート」は現在近畿圏を中心に運用されている装具に関する情報共有ツールである（**図7**）．装具使用者や家族が所持し，製作に関わった病院や製作会社で装具に関する履歴や情報が随時記入される．装具を作製した日付，利用制度，耐用年数，担当者など再作製や修理などの際に必要な情報が一見して把握できる形式となっている．また，装具の詳細な仕様も記載され，製作目的や当時のおおよその身体状況をうかがい知ることができる．

情報の発信や情報共有ツールの活用は，発端となる急性期病院が積極的に行うことで，円滑なリハビリテーションの継続につながることが期待される．しかし，急性期から回復期を経て生活期へと続く脳卒中患者の生活を切れ目なく支援する連携体制の構築には，前方施設からの一方的な情報伝達だけではなく，双方向への情報・意見の交換が必要であろう．施設間の連絡には，まずわれわれ理学療法士がそれぞれの病期の特徴を相互に理解するよう努め，共有すべき情報を適切に取捨選択すること，受け取った情報をどのように活用したかをフィードバックすることが重要である．

Conclusion

　回復期リハビリテーション病棟においては，患者の重症度にかかわらず入院日数に上限がある．その中で，理学療法士は患者の機能回復から環境調整，介助指導に至るまで多岐にわたる任務を全うしなければならない．限られた期間を有効に活用した介入を行っていくためには，回復期へ移行する時点で積極的運動療法が可能なまでに患者のコンディションが整っていることが必要である．

　急性期の理学療法士には，脳卒中発症後は非常に早い段階から中枢神経系，筋骨格系双方に廃用が生じる危険性が高いことを認識し，その進行を予防する介入を積極的に行ってほしい．麻痺側上肢に対しては，良肢位保持や関節可動域の維持にとどまらず，上肢本来の目的で使用する機会を設けられると良い．また，長下肢装具に代表されるツールを有効に活用し，早期から立位や歩行の練習を導入して活動性の向上に努めてほしい．

　施設間の連絡書は，回復期以降に携わる様々な職種とも情報が共有でき，かつ急性期から一貫した理解のもとにリハビリテーションが進められるよう，目標やその達成のための方法論が明確で，経過が定量的に把握できるものが望ましい．また，急性期でしか知りえない情報は積極的に盛り込んだ内容とすべきである．ただし，施設間連絡の充実のためには，一方的な情報伝達ではなく，各病期に従事する理学療法士が相互理解のもと，情報を循環させる体系を築く努力が必要であろう．

文献

1) 一般社団法人回復期リハビリテーション病棟協会ホームページ
2) 岡本隆嗣，他：回復期の現状と今後の行方―平成24年度実態調査結果から．回復期リハ　12：22-30，2013
3) 美津島　隆：廃用症候群の定義と病態．PTジャーナル　46：620-625，2012
4) 原　寛美：脳卒中運動麻痺回復可塑性理論とステージ理論に依拠したリハビリテーション．脳外誌　21：516-526，2012
5) DeVetten G, et al：Acute corticospinal tract Wallerian degeneration is associated with stroke outcome. *Stroke* **41**：751-756, 2010
6) Langhorne P, et al：Motor recovery after stroke：a systematic review. *Lancet Neurol* **8**：741-754, 2009
7) Gracies JM：Pathophysiology of spastic paresis．Ⅰ：Paresis and soft tissue change. *Muscle Nerve* **31**：535-551, 2005
8) 日本脳卒中学会脳卒中ガイドライン委員会（編）：脳卒中治療ガイドライン2015．協和企画，2015．
9) 増田知子（章監修）：歩行を目的とした下肢装具の適応と運動療法への活用．吉尾雅春総（監修）：極める！脳卒中リハビリテーション必須スキル．gene, 2016

● 脳卒中理学療法士に期待すること

5

急性期病棟からの在宅復帰

金子奈央[*1]

　急性期病棟からの在宅復帰率は全国的にみても78％と高く，ほとんどの患者が回復期を経由せずに直接在宅復帰をしている．一方で，退院前訪問指導実施率は急性期病棟13.1％，回復期リハビリテーション病棟46.9％，療養病棟34.5％であり，急性期ではほとんど実施されていないのが現状である．この数値から推察されるように，急性期のリハビリテーションは，『心身機能』の向上に重点を置いた早期離床や機能訓練ばかりが着目されやすく，マンパワー不足などの理由から『活動』『参加』まで十分に介入できず，結果としてただ単に「在宅に帰す」ことだけが目的となってしまっている．しかし，実際には在宅に帰ることができても，退院後の生活に不自由さや不安を感じている患者や家族が多数いることをわれわれは知らなければならない．

　病院という整備された環境のもとで歩行練習を十分に行っても，退院後の生活において問題なく歩行ができるとは限らない．例えば，自宅では座布団や服，ダンボール箱などさまざまな物が置かれているところ，屋外では凸凹道や車通りを歩くことがある．さらに屋外では装具を装着していても，屋内では装具を外して歩くこともある．また，座席に座る前にバスが急に発進したり，高次脳機能障害がありながら近所の人と話しながら歩くなど，多くの患者は入院中には決して経験しない，われわれの予想外のことを体験する．家族による過剰な制約から外出を禁止され，活動量が減少し，入院中には行えていたことができなくなってしまう患者も少なくない．

　例えば，耐久性の向上を目的に，屋内外問わず長距離歩行の練習を行う理学療法士は少なくないだろう．理学療法士は，自分が行う歩行練習がはたして退院後の生活にどう活かされるのか，患者が歩いて行ったその先にどのような目的があるのか，ただ歩行さえできれば問題ないのか，などもう一度プログラムの目的について深く考える必要がある．

　筆者が所属していた川崎幸病院では，入院早期から家族にリハビリテーションを見学してもらい，進行状況や退院後の生活をイメージしてもらえるように働きかけており，さらに退院前訪問や訪問リハビリテーションを行い，実際の生活場面において患者本人や家族に対し説明やアドバイスを徹底的に行うように取り組んでいる．それらの取り組みにより，患者家族の不安を払拭するだけでなく，退院後の患者の転倒率や再入院率を減少させるという大きなメリットがある．

　入院中のリハビリテーションは，急性期であっても「心身機能」だけに着目するのではなく目的を明確にした「活動」「参加」への介入が必要不可欠なのである．われわれが在宅退院後の生活をイメージするためには，実際に在宅に行くことが一番の近道である．患者が退院したから関係ないと考えるのではなく，退院後しばらく経ってから電話や訪問をし，困ったことやうまくいったことを聴取することで，入院中に行ったリハビリテーションが十分だったかどうか効果判定をしてみることも重要であり，その経験の積み重ねが今後のリハビリテーションに生かされるであろう．病院勤務の理学療法士の皆さんには，ぜひとも退院前訪問に行っていただき，退院後の患者に連絡をとっていただきたい．

[*1] Nao Kaneko／京都大学医学部附属病院循環器内科

脳卒中理学療法士に期待すること

6 生活期から急性期に伝えたいこと

斉藤秀之[*1]

　地域包括ケアシステムの概念図に「急性期病院」が描かれている．在宅医療の4つの局面に「急変時対応」がある．急性期病院は地域包括ケアシステム，つまり地域住民を生活視点でケアする仕組みの中で，重要な社会資源である．病気になったら医療，とりわけ急性期病院の救命機能や急変時のバックベッドの役割と同時に，寝たきり防止と早期退院に向けた理学療法は必須と捉えるべきである．ここで示す理学療法は，医師の指示による個別リハビリテーションにおける理学療法のみを指すものではなく，近年 ICU や急性期病棟への理学療法士の配置による早期離床や ADL 維持向上を促進する病棟マネジメントとしての理学療法も含まれる．急性期のみではなく回復期も同様であるが，退院時は状態や ADL のレベルが最も高い時期であり，円滑に在宅に帰っていると思いがちである．しかしながら，生活期からみると，退院直後は生活混乱期（不安定期）と考えていることを理解すべきである．予期せぬ再入院の原因が潜んでいる所以である．入院早期からのケアマネジャーとの連携などにソーシャルワーカーや退院調整看護師とともに自ら退院支援に関わるべきである．いずれにせよ，生活期にとっては，入院初日から廃用症候群予防を目的とした早期離床が開始され，1日でも早く入院前生活に回復するような理学療法が毎日十分に提供され，理学療法士による自立支援や在宅臨界点を高める退院支援を徹底的に取り組む急性期の存在が大変心強いということである．

急性期入院患者全てに理学療法士が関与する意気込みで！

　今日においては急性期・回復期・生活期といった病期の呼称が定着しつつある．医療・治療行為や生活という言葉を考えた際に，生活期を病期の一つにすることに違和感がある．やはり，急性期・回復期・慢性期あるいは維持期に戻し，生活という言葉はそうした医療の病期を含めた大きな範疇での言葉に今一度合意形成をすべきである．急性期においても生活の視点を持つことは必須であるが，慢性期の理学療法の役割について，とりわけ予防や体力の視点は活動・参加や生活期という言葉に惑わされることなく，患者指導や退院調整時には必ず意識化してほしい．

生活期は生活の中の慢性期であることを意識する！

　転倒骨折および低栄養，脱水，肺炎や尿路感染などによる在宅急性増悪による急性期入院患者に対する理学療法は，単に生物学的変調の要因だけでなく，介護者の傷病・死亡などによる家族介護力の低下，転居や生活環境の不適応などによる環境の変化，などが端緒で，その積み重ねにより病態が出現していることもある．したがって，生理学的に身体状態の改善が達成されたからといって，問題が解決したわけではない．生理学的変調をきたした要因を，高齢だから，原疾患があるからと考えるだけでは入退院を繰り返すことになる．

在宅急性増悪要因に家族・環境・社会的要因の有無を確認する習慣を！

[*1] Hideyuki Saito／公益社団法人日本理学療法士協会

理学療法 MOOK 22

急性期の 脳卒中理学療法

発　　　行	2018年9月30日　第1版第1刷
シリーズ編集	福井　勉・神津　玲・大畑光司・甲田宗嗣
責任編集	手塚純一・甲田宗嗣・斉藤秀之
発　行　者	青山　智
発　行　所	株式会社 三輪書店
	〒113-0033　東京都文京区本郷 6-17-9　本郷綱ビル
	☎ 03-3816-7796　FAX 03-3816-7756
	http://www.miwapubl.com
印　刷　所	三報社印刷 株式会社

本書の無断複写・複製・転載は，著作権・出版権の侵害となることがありますのでご注意ください．

ISBN 978-4-89590-641-8　C 3047

JCOPY ＜(社)出版者著作権管理機構 委託出版物＞

本書の無断複製は著作権法上での例外を除き禁じられています．複製される場合は，そのつど事前に，(社)出版者著作権管理機構（電話 03-3513-6969，FAX 03-3513-6979，e-mail: info@jcopy.or.jp）の許諾を得てください．

■ 本邦初、理学療法士が知っておくべきがんの知識がこの一冊でわかる！

理学療法MOOK21

がんの理学療法

責任編集 井上 順一朗（神戸大学医学部附属病院 リハビリテーション部）
神津 玲（長崎大学大学院 医歯薬学総合研究科 医療科学専攻）

シリーズ編集 福井 勉（文京学院大学大学院 保健医療科学研究科）
神津 玲（長崎大学大学院 医歯薬学総合研究科 医療科学専攻）
大畑 光司（京都大学大学院 医学研究科 人間健康科学系専攻）
甲田 宗嗣（広島都市学園大学 健康科学部 リハビリテーション学科）

● 定価（本体 4,200 円＋税）
B5　280頁　2017年　ISBN 978-4-89590-601-2

1981年以降、がんはわが国における死亡原因の1位を占めており、現在では、男性の2人に1人、女性の2.5人に1人ががんに罹患すると推計されている。一方、近年の診断技術や治療方法の進歩によりがん患者の生存率は向上し、長期生存者も大幅に増える中、患者のADL・QOLをいかに高めていくかについては非常に重要な問題であるといえる。

本書では理学療法士が理解しておくべきがん患者の病態理解、診断・治療・管理方法、リスク管理、理学療法評価法、理学療法治療法など、基本的な知識や技術をわかりやすく解説。

さらにがんのリハビリテーションについての最新トピックスを紹介し、国内にとどまらず米国における現状についても提示した。

がん患者に対して理学療法を行う際、がんの種類や部位、進行度を考慮し、原疾患の進行にともなう機能障害の増悪、二次障害を予測しながら適切に対応することが必要とされる。

本書を是非手の届くところに置き、何度でも見返し活用してほしい。

■ 主な内容 ■

第1章　がんの理学療法の概要
1. がんの理学療法の概要

第2章　病態と治療各論
1. 脳腫瘍の病態と治療
2. 頭頸部がんの病態と治療
3. 乳がんの病態と治療
4. 肺がんの病態と治療
5. 消化器がんの病態と治療
6. 肝胆膵がんの病態と治療
7. 運動器がん（骨軟部腫瘍・転移性骨腫瘍）の病態と治療
8. 造血器悪性腫瘍の病態と治療
9-1. 小児がんの病態と治療―血液腫瘍
9-2. 小児がんの病態と治療―骨軟部腫瘍
10. 緩和医療の実際
11. がん患者在宅医療の実際

第3章　理学療法各論
1. 化学療法・放射線療法施行患者に対する理学療法
2. 周術期の理学療法―総論
3. 造血幹細胞移植施行患者に対する理学療法
4. 脳腫瘍患者に対する理学療法
　―片麻痺、高次脳機能障害、摂食・嚥下障害
5. 頭頸部がん患者に対する理学療法
6. 乳がん、婦人科がんの手術・リンパ浮腫患者に対する理学療法
7. 肺がん手術患者に対する理学療法
8. 消化器がん手術患者に対する理学療法
9. 骨軟部腫瘍・転移性骨腫瘍・脊髄腫瘍患者に対する理学療法
10. 小児・AYA世代がん患者に対する理学療法
11. 緩和ケアにおける理学療法
12. 在宅がん患者に対する理学療法
13. がん患者に対する物理療法
　―電気刺激療法を中心に

第4章　がんの理学療法関連のトピックス
1. 高齢がん患者のフレイル・サルコペニア
2. がん患者の心のケア
3. がんサバイバーシップとフィジカルフィットネス
4. がん患者が利用できる社会資源・社会復帰

特別寄稿　がんのリハビリテーション最前線
・米国におけるがんのリハビリテーションの現状

好評既刊　理学療法MOOK

- 理学療法MOOK 1　**脳損傷の理学療法①【第2版】**　超早期から急性期のリハビリテーション
- 理学療法MOOK 2　**脳損傷の理学療法②【第2版】**　回復期から維持期のリハビリテーション
- 理学療法MOOK 3　**疼痛の理学療法【第2版】**
- 理学療法MOOK 4　**呼吸理学療法【第2版】**
- 理学療法MOOK 5　**物理療法**
- 理学療法MOOK 6　**運動分析**
- 理学療法MOOK 7　**義肢装具**
- 理学療法MOOK 8　**下肢関節疾患の理学療法**
- 理学療法MOOK 9　**スポーツ傷害の理学療法【第2版】**
- 理学療法MOOK 10　**高齢者の理学療法【第2版】**
- 理学療法MOOK 11　**健康増進と介護予防【増補版】**
- 理学療法MOOK 12　**循環器疾患のリハビリテーション**
- 理学療法MOOK 13　**QOLと理学療法**
- 理学療法MOOK 14　**腰痛の理学療法**
- 理学療法MOOK 15　**子どもの理学療法**
- 理学療法MOOK 16　**脳科学と理学療法**
- 理学療法MOOK 17　**理学療法技術の再検証**
- 理学療法MOOK 18　**ICUの理学療法**
- 理学療法MOOK 19　**ニューロリハと理学療法**
- 理学療法MOOK 20　**ウィメンズヘルスと理学療法**

お求めの三輪書店の出版物が小売書店にない場合は、その書店にご注文ください．お急ぎの場合は直接小社に．

三輪書店　〒113-0033　東京都文京区本郷6-17-9　本郷綱ビル
編集☎03-3816-7796　FAX 03-3816-7756　販売☎03-6801-8357　FAX 03-6801-8352
ホームページ：https://www.miwapubl.com